KB154221

허리·목·어깨·등·팔꿈치·손목·무릎·발·발목
통증에서 벗어나는 법

유재욱의
5분 재활

✽ 이 책은 「중앙일보」에 2017년 9월부터 4년 간 연재해 온 '유재욱의 심야병원' 중 일부 간
추리고 최신 자료와 운동법 등을 보강하여 완성하였습니다.

허리·목·어깨·등·팔꿈치·손목·무릎·발·발목
통증에서 벗어나는 법

유재욱의
5분
재활

유재욱 재활의학과 전문의 지음

도어북

내 몸을 살리는 근본치료는 무엇일까?

진료가 끝나면 나는 텅 빈 병원에 홀로 앉아 낮에 본 환자들을 한 명 한 명 떠올립니다. '내가 과연 환자들에게 최선의 진료를 한 것일까?' 자문하는 시간이죠. 이 시간을 나 혼자 '심야병원'이라고 이름 붙였는데, 마치 나의 진료를 복기하는 일기장 같은 시간이기 때문입니다.

이 시간에 영감을 불어넣는 것은 오랫동안 함께해온 첼로 연주입니다. 첼로 연주와 환자 진료는 공통점이 많거든요. 첼로를 연주할 때 가장 먼저 하는 일은 줄을 맞추는 것입니다. 네 줄의 현이 조화롭게 균형을 이루어야만 비로소 연주가 가능하죠. 욕심을 내서 줄을 과도하게 팽팽하게 당기면 줄이 끊어져 버릴 것이고, 반대로 너무 느슨하면 연주가 불가능합니다.

병원에 오는 환자들은 저마다 다른 사연을 가지고 있습니다. 그런데 이야기를 나눠보면 크게 두 부류로 나뉩니다. 절반은 운동 부족 때문에, 나머지 절반은 운동을 너무 많이 해서 병이 생긴 경우죠. 환자에 따라 나의 처방도 달라집니다. 걱정이 많고 몸이 긴장되어 있는 환자에게는 안심과 용기를 주어야 하죠. 하지만 자신의 건강에 대해 과신하는 환자는 오히려 적절한 긴장감을 주어서 건강 앞에 겸손할 수 있도록 만들어주어야 합니다.

자신의 건강에 대하여 지나치게 '낙관적'이거나 '비관적'인 것은 독이 되니, 내 상태를 있는 그대로 받아들이는 것 즉, '긍정적'인 판단으로 나를 바라보는 것이 중요합니다. 의사로서 내가 하는 치료의 핵심은 바로 그것입니다. 자신의 몸을 긍정적으로 바라보지 못하면 치료는 어렵습니다. 잠시잠깐 좋아지는 것 같다가도 이내 제자리로 돌아오고 맙니다. 내 몸이 왜 아픈지, 어떻게 해야 통증에서 벗어날 수 있고, 다시 안 아프고 건강하게 살 수 있을지 알아야 합니다. 그래야 나을 수 있습니다. 수술을 받는다 해도 마찬가지입니다. 사람이 달라지지 않으면 병은 반드시 다시 찾아옵니다. 내 몸을 살리는 근본치료는 내 몸을 알고 긍정적으로 받아들이는 데 있습니다.

이 책은 3부로 구성되어 있습니다.

1부는 내게 맞는 의사를 찾는 법에 대한 이야기입니다. 의사는 환자를 잘 고치기 위한 지혜를 갖추어야 하고, 환자는 나에게 딱 맞는 의사를 선택하기 위한 현명함을 갖추어야 합니다. 그런데 이게 말처럼 쉽지 않죠. 유명한 의사가 좋은지, 큰 병원 의사가 좋은지, 내가 다 고쳐줄 테니 걱정 말라는 의사가 좋은지, 20대 같은 활력을 되찾긴 어렵다며 부작용까지 꼼꼼하게 설명해주는 의사가 좋은지 판단하기 어렵습니다.

실제로 내가 환자가 되어 의사 앞에 앉으니 궁금한 것도 다 못 물어보고, 하고 싶은 말도 다 못하고 나온 경험이 있습니다. 어떻게 하면 내 증상을 의사에게 정확하게 전달하고, 내가 궁금한 것을 빼놓지 않고 물어볼 수 있을까 등을 의사와 환자 입장 모두를 고려해 최대한 자세히 정리해 보았습니다.

2부에서는 우리가 흔히 겪는 근골격계 통증—허리·목·어깨·등·팔꿈치·손목·무릎·발·발목 통증—이 왜 생기는지, 근본치료를 위해서는 어떻게 해야 하는지 짚어보고, 집에서 쉽게 따라 할 수 있는 운동법과 마사지법을 정리했습니다.

환자들이 병원을 찾는 이유는 당연히 통증에서 벗어나기 위해서지만, 한편으로는 내가 왜 아픈지 궁금하고, 혹시 큰 병은 아닐까 하는 걱정스런 마음 때문이기도 합니다. 이제는 환자들도 정보 접근이 쉬워서 웬만한 의학 정보는 훤히 꿰고 있습니다. 진통제나 스테로이드로 통증만 잠재우고 몸을 계속 사용하다가는 더 큰 병으로 진행될 수 있다는 것을 잘 알고 있죠. 그래서 환자들도 일시적인 증상 완화보다는 근본치료를 원합니다. 이해를 돕기 위해 진료실에서 만난 환자의 사례를 재구성하여 자가진단법과 치료법을 정리해 두었습니다.

3부에서는 모든 통증에 도움이 되는 근본치료법을 안내하고 있습니다. 진리는 가까운 곳에 있다고 합니다. 근본치료도 비슷합니다. 일상 속에서 어렵지 않게 실천할 수 있는 것들입니다. 바른 자세와 바른 걷기를 실천하며 근육의 양을 유지하는 것이면 충분합니다. 간단한 이야기 같지만 간단한 것일수록 실천은 어렵죠. 나이가 들면서 근육은 저절로 줄어들게 마련이고, 바른 자세, 바른 걷기는 불편하기 때문에 잠깐만 긴장을 늦춰도 금세 나쁜 습관이 돌아옵니다. 여기서 소개하는 바른 자세를 체득하고 바른 걷기 방법을 익히는 것만으로도 근육을 지키면서 건강하게 나이 들어 갈 수 있을 것입니다.

젊고 건강하게 사는 것은 모든 사람의 바람입니다. 많은 사람들이 "어떤 영양제가 좋은가요?" "어떤 운동이 좋은가요?" 하고 물어봅니다. 하지만 건강은 무릎을 탁 치게 하는 비법에 있는 것이 아니라 꾸준함에 있습니다. 하루 5분이라도 꾸준히 하는 운동이 있나요? 어떤 운동이건 바른 자세와 걷기, 호흡에 집중하며 꾸준하게 지속한다면 효과를 볼 수 있을 것입니다. 그러다 불편한 곳이 생기면 이 책 속에 있는 제 진료실을 방문해 주시기 바랍니다. 이 책이 통증 때문에 병원에 가야 하나 말아야 하나, 수술을 받아야 하나 말아야 하나 고민하는 분들에게 도움이 되길 바랍니다. 우리 모두의 건강을 기원합니다.

- 당신의 회복을 기원하며, 유재욱

차례

1부

내게 딱 맞는
의사를 찾는 법

같은 병도 환자에 따라
치료법이 다르다

병원 복도를 지나가다가 우연히 대기실에서 전화를 하고 있는 환자의 통화 내용을 듣게 되었다. 가족들과의 통화인 듯했다.

"응, 그래. 나 지금 여기 재활용센터에 와 있어. 치료받고 갈게."

흠칫! 그래도 그냥 지나칠 수 없어 한마디 거든다.

"여기는 재활용센터가 아니고 재활의학과입니다."

재활의학과에 와서도 재활용센터라고 할 정도이니 일반인들에게는 아직도 재활의학이 생소한 분야인 것이다. 재활의학과 전문의가 배출되기 시작한 것이 1983년. 비교적 짧은 역사 때문일 수도 있겠지만 다른 의학 분야와는 환자에 대한 접근방식이 조금 다르기 때문에 대중에게 생소하다는 표현이 더 적절할 것이다.

현실적이고 인간중심적인 제3의 의학

의학은 과학적인 분석을 통해서 질병을 체계적으로 나누고, 그에 따른 치료 방침을 세우며 끊임없는 검증을 통해 발전한다. 재활의학은 기존의 의학적 접근방법 외에 다른 방식으로 환자를 평가하는 기준을 하나 더 가지고 있다. 바로 환자를 '기능적 상태'에 따라 나누는 것이다. 같은 질병의 환자라도 그 사람의 건강상태, 심리상태, 경제력에 따라서 저마다 상황이 다르고, 그에 맞는 치료법도 달라질 수 있다는 개념이다. 환자가 육체적으로 약해져 있거나 정신적으로 불안한 상태라면 빠른 시일 내로 육체적, 정신적으로 안정시킨 후에 치료에 임하는 것이 좋다. 만약 환자가 치료비를 부담하는 데 어려움이 있어서 고가의 최신 치료로 파산할 수도 있겠다 싶으면, 그에 맞는 현실적인 대안을 제시하는 것도 필요하다. 그래서 재활의학팀 안에는 심리상담가와, 사회사업가 등 여러 분야의 전문가가 협업해서 문제를 해결한다. 이런 면에서 재활의학은 다른 과와 비교할 때 다분히 현실적이고 인간중심적인 접근방식을 취하고 있다고 할 수 있다. 재활의학의 창시자 하워드 러스크 박사는 재활의학을 치료의학, 예방의학에 이은 '제3의 의학'이라고 했다.

질병보다 사람을 먼저 보는 치료

재활의학(再活醫學)에서 재활의 한자를 보면 '재(再)' 자에는 '한 번 더'의 뜻이 있고, '활(活)' 자는 '물이 콸콸 흐르게 하다'는 뜻을 담고 있다. 말 그대로 '막힌 곳을 시원하게 뚫어 회복시킨다'는 뜻이다.

재활의학은 제2차세계대전 때 부상당한 군인들을 치료하기 위하여 미국의 뉴욕대학병원에 재활프로그램을 마련한 데서 시작되었다. 그래서 초창기 환자들은 대부분 전쟁으로 인하여 큰 부상을 입었거나 장애를 가지고 있는 사람이었고, 그들을 빨리 치료해서 사회로 복귀시키는 데 초점이 맞춰져 있었다.

하지만 요즘에는 재활의학의 영역이 점점 넓어지고 있다. 전통적인 재활의 영역을 넘어서 통증이 있는 환자들을 빨리 회복시키는 분야, 스포츠 영역에서 좀 더 좋은 기량을 발휘할 수 있도록 도와주는 분야, 노인 등 사회적 약자들을 재활시켜 빨리 가정과 사회로 돌려보내는 분야, 정부의 복지정책 수립 지원 등 재활의 개념이 안 들어간 곳이 없을 정도로 많은 분야로 확대되고 있다.

재활의학은 치료에 있어서 질병보다는 인간에게 먼저 눈길을 준다. 많은 사람들의 막힌 곳을 시원하게 뚫어주고, 사람과 사람 사이 소통까지 뚫어주어 보다 편안하고 건강한 사회적 관계를 만드는 데 기여할 수 있다면 더없이 좋겠다.

환자는 안 쳐다보고
컴퓨터만 보는 의사

영화 〈우아한 세계〉(2007년)에서 인구(송강호 분)는 기러기아빠가 된 조폭의 일상을 실감나게 연기했다. 캐나다에 유학 가 있는 가족에게 돈 부치기에 바쁜 인구는 어느 날 컨디션이 안 좋아 병원을 찾았다가 당뇨병 진단을 받는다. 의사는 환자에게 눈길도 주지 않고 컴퓨터 화면만 쳐다보면서 무미건조한 목소리로 짧게 내뱉는다.

"당뇨 오셨네요. 2주치 약 처방해드릴게요. 나가시면 간호사가 설명드릴 거예요."

인구는 눈길 한번 주지 않고 아무 설명 없이 나가라고 하는 의사에게 서운해서 한마디 한다.

"이 양반아, 당신이 의사잖아! 내가 간호사 만나러 왔어?"

그러고는 마지못해 진료실을 나가다가 의사를 뒤돌아보면서 다시 한마디 던진다.

"당뇨가 감기야?"

웃고 넘길 수 있는 영화의 한 장면이지만, 우리가 현실에서 너무나도 자주 경험하는 일이라 씁쓸하기까지 하다.

의사들은 왜 컴퓨터만 쳐다보는 것일까?

병원을 다녀본 환자들의 가장 큰 불만 중 하나가 의사가 환자를 바라보지 않는다는 것이다. 진료라는 행위도 결국에는 환자와 의사 간의 소통인데, 의사가 환자에게는 눈길도 안 주고 컴퓨터만 보고 있으니 답답하기만 하다. 왜 의사들은 환자를 쳐다보지 않고 컴퓨터만 보는 걸까? 몇 가지 이유가 있다.

첫 번째, 종이차트가 없어져서다. 대부분의 병원에서는 전자차트를 사용한다. 자료가 전산화되어 과거의 의무기록은 물론 엑스레이나 피검사 결과도 컴퓨터에서 확인이 가능하다. 환자에 대한 모든 정보가 컴퓨터 안에 있으니 아무래도 환자는 안 쳐다보고 자꾸 컴퓨터만 들여다보게 되는 것이다. 한편, 의사가 하는 말과 행위는 모두 차트에 기록되어야 한다. 모든 법적 근거가 차트에 의해 판단되기 때문에 만약 환자를 쳐다보느라 의무기록 작성하는 것을 등한시했다가는 봉변을 당할 수 있다. 의무기록보다는 환자 치료가 더 중요한데 주객이 전도된 상황이다.

두 번째, 요즘 의사들이 시진(視診)을 하는 데 인색하다. 예전 의사들에게 환자를 진단하는 가장 중요한 방법은 문진(問診)과 시진이었다. 하지만 요즘에는 여러 가지 첨단 진단기구를 사용해서 환자를 눈으로 보지 않고도 어느 정도 진단이 가능해졌다. 진단결과도 컴퓨터 화면으로 보기 때문에 환자보다는 컴퓨터를 쳐다보는 것이다. 하지만 이것 말고 법적인 문제도 발목을 잡는다. 만약 의사가 소신대로 문진과 시진만 믿고 MRI 검사를 하지 않았다가 의료사고가 나면 모든 책임을 의사가 감당해야 한다. 반면 MRI 검사를 했다면 최선의 진료가 행해졌다고 간주되는 경우가 많다. 시진, 문진 등 의사가 환자를 보면서 할 수 있는 진단기법의 활용은 위축되고 고가의 검사들이 남발될 수 있는 환경인 것이다.

의학을 의술로 풀어내다

그럼에도 불구하고 의사는 환자를 반드시 관찰하고 만져보아야 한다. 최근 일부 병원에서 15분 진료를 시도하고 있는데 개인적으로 반가운 일이다. 의사가 환자를 오랫동안 진료하면 좀 더 정확한 진단을 할 수 있고, 필요 없는 검사나 치료를 줄일 수 있다. 실제로 조사에 의하면 15분 진료를 한 결과, 기존 3분 진료를 한 그룹에 비해서 검사 항목이 21퍼센트 줄어들고 처방약은 57퍼센트 감소했다는 보고가 있다. 진료비가 23퍼센트나 줄어든 것은 당연한 결과다. 물론 여러 가지 절차와 행정적인 문제가 남아 있긴 하지만 '환자의 건강을 위한다'는 대의를 가지고 공감대를 형성해 나갈 수 있으리라 생각한다.

'래포(rapport)'라는 말이 있다. 환자와 의사 사이의 깊은 신뢰감을 말한다. 환자와 의사 사이에 래포가 깊게 형성되어 있으면 치료결과도 좋아지는 것은 자명하다. 의사는 의학(醫學)을 배우지만 결국은 의술(醫術)을 행하는 사람이다. 의학은 사람의 병을 고치는 학문으로 과학의 영역이고, 의술은 아픈 사람을 치유하는 예술의 경지이다. 나는 환자의 몸과 마음을 어루만지며 치료하는 것이 진정한 의사의 일이라고 믿는다.

MRI 결과보다
환자의 몸이 더 정확하다

"안녕하세요. 어디가 아파서 오셨어요?"

"요즘에 제가 온몸이 안 아픈 데 없이 아프고 삭신이 쑤셔서 무슨 큰 병인가 하고 왔어요."

충남 서산에서 오신 65세 아주머니다. 들어오는 모습이 워낙 세련되고 젊어 보여서 할머니라고는 상상이 안 되는데, 벌써 초등학교에 다니는 손자가 둘이나 있다고 하신다.

"온몸이 다 아프신가 봐요. 아주머니 생각에, 그중에 제일 불편한 부분은 어디일까요?"

병원에 가서 온몸이 다 아프다고 하면 오히려 치료를 제대로 못 받는 경우가 있다. 왜냐하면 의사들은 한 가지 병만 집중해서 고치도록 훈련받아왔기 때문에 여러 군데가 아프다고 하면, 오히려 집중력이 떨어질 수도 있다.

"안 아픈 데가 없는데 허리하고 어깨가 제일 불편한 것 같아요."

"가만히 있을 때도 아프신가요? 아니면 통증을 일으키는 특정 자세나 동작이 있나요?"

"이상한 게… 어떤 때는 아프고 또 어떤 때는 잘 모르겠고… 여기 저기 쑤시기는 한데 그렇다고 심한 정도는 아니고….'

들어보니 일상생활에 지장을 받는 정도는 아닌 것 같다.

"평소에 어떤 운동을 하세요?"

"운동이랄 것이 뭐가 있겠어요. 그냥 살림하고 손자 봐주고 하는 것이 운동이지."

"그건 일이지 운동이 아니에요. 운동과 일은 달라요."

"자~ 어깨하고 무릎 상태가 어떤지 한번 만져볼게요."

요즘은 환자의 몸을 만져보지 않는 의사가 많다. 그러나 의사가 할 수 있는 진단법 중에 가장 정확한 것이 환자의 몸을 세심하게 만져보는 것이다. 의사가 MRI만 보고 환자의 몸은 만져보지 않는다면, 그 의사는 신뢰하지 않는 것이 좋다.

"이학적 검사(손으로 만져서 진단)로는 별 이상이 없네요. 그럼 초음파로 확인을 좀 해볼게요."

"초음파로 요기 보이시죠? 무릎관절 위쪽으로 물이 약간 차 있네요. 물이 이렇게 차 있으면 무릎퇴행성관절염일 가능성이 높아요. 그리고 어깨를 들여다보니, 어깨 회전할 때 사용하는 '회전근개'라고 하는 힘줄에 석회가 보이네요. 이런 걸 보통 '석회성건염'이라고 불러요."

"어머! 이거 큰일 난 거 아니에요? 이 나이에 벌써부터 퇴행성관절염하고 석회성건염이 생기면 어떻게 해요!"

"보통 60대 중반의 나이에게서 흔히 볼 수 있는 소견이에요. 나이 먹으면 주름살 생기는 것이 당연하듯 무릎이나 어깨에도 흉터들이 많이 생겨요. 제가 아까 살펴봤는데, 지금 불편한 증상이 초음파에 보이는 석회나 물이 찬 것 때문은 아닐 수 있어요. 일단은 생활습관을 좋게하시고 꾸준히 운동하시면 좋아질 가능성이 높아요."

"그럼 내가 늙어서 그렇단 말인가요?"

아주머니는 두 눈을 치켜뜨고 발끈했다. 환자들이 의사에게서 듣기 싫어하는 말 중 하나가 바로 "늙어서 그렇다"는 것이다. 자동차도 10년 타면 여기저기 고장 나기 마련인데, 사람들은 60년 동안 자신들의 몸을 혹사시켜놓고도 오랫동안 많이 써서 그렇다고 하는 말은 받아들이기 힘들어한다. '늙어서 그렇다'는 소리보다 오히려 '어떤 병에 걸렸다'는 얘기가 더 나은 것이다. 질병은 고칠 방법이 있지만 늙어서 그렇다는 것은 돌이킬 수가 없기 때문이다. 의사들도 자연스러운 노화현상을 그럴싸한 진단명으로 둔갑시켜 새로운 병을 생산해낸다. 그러니 나이 들어 생기는 여러 불편을 자연스러운 증상으로 받아들이는 것도 환자에게 필요한 지혜이다.

일은 에너지를 소모하고 운동은 에너지를 생성한다

'나는 평상시에 일하면서 많이 걷고 무거운 것도 자주 들어서 운동이 따로 필요 없다'고 하는 분들은 잘못 생각하고 있는 것이다. 일은 에너지를 소모시키는 활동이고, 운동은 에너지를 생성하는 활동이다. 일을 많이 할수록 소모된 에너지를 보충하기 위해서 따로 시간을 내서 운동을 해야 한다.

MRI나 초음파에 보인다고 다 병은 아니다

'초음파상 회전근개 힘줄에 석회가 있다', 'MRI상에 디스크가 검게 변해 있다' 이런 검사소견에 너무 겁먹지 마시라. 나이 들면 자연적으로 생길 수 있는 소견으로 증상을 일으키지 않는 경우가 많다. 따라서 검사에 이상 소견이 있더라도 지금 당장 증상이 없다면 적극적인 치료보다는 잘 관리하고 유지하기 위한 운동 정도로 해결하면 된다.

퇴행성질환은 고치기보다는 아끼는 것이 좋다

인간은 25세 때 육체적으로 최전성기를 찍고 세월의 흐름에 따라 점점 내리막을 걷는다. 40대 중반이면 거의 20년간 내리막을 간 것이니, 그때부터 몸이 예전 같지 않게 불편하고, 여기저기 아픈 것이 당연하다. 나이를 먹으면 육체는 노쇠해지는 대신 머리는 점점 현명해져서 옳은 판단을 할 수 있게 된다. 40대 중반이 넘으면 나이 드는 것을 받아들이고 현명한 판단을 해서 어떤 것이 가장 유리한지를 생각해야 한다. 퇴행성질환은 고치기보다는 아끼는 것이 좋다. 뭘 해서 좋아지기보다는 안 해야 좋아진다.

대형병원이 환자에게
오히려 불리한 3가지 이유

대형병원을 찾는 사람들은 작은 병원보다 양질의 의료를 받을 수 있을 것이라는 기대감으로 오랜 시간 기다리는 수고로움을 감수한다. 하지만 의사들은 웬만하면 자기 가족은 대형병원에 안 보낸다. 대형병원이 불친절하거나 병을 잘 못 고친다는 이야기가 아니다. 가족들의 병이 대형병원에 갈 정도로 위중하지 않기 때문이다. 중한 병이 아닌 걸로 대형병원을 찾으면 아무래도 적절한 치료를 받기 힘들다.

저명한 의사는 너무 바쁘다

오래전의 일이다. 모 대학병원 교수가 저녁 9시 뉴스에 나와 류머티즘성관절염에 대해 이야기하는 것을 내 친척이 보고 진료를 예약하려 했더니, 예약도 14년 후에나 가능하다고 해서 깜짝 놀란 적이 있다. 지금도 유명 교수들에게 진료를 받으려면 몇 달은 기본이다. 몇 달 기다려 3분 보고, 또 몇 주 기다려서 검사하고, 다시 몇 주 기다려 겨우 검사결과를 듣고 나면, 수술 예약은 몇 개월 뒤로 잡히는 경우가 다반사다. 어떤 때는 수술 날짜 기다리다가 병이 저절로 나아버리는 웃지 못 할 해프닝도 벌어진다.

어느 대학병원의 유명 교수는 오전 외래 진료시간에만 300명 이상의 환자를 본다고 한다. 3시간에 300명을 진료해야 하니 한 시간에 100명꼴로 봐야 한다. 물리적으로는 불가능한 일이다. 이것을 가능하게 하기 위해서는 서너 개의 방에 펠로(전임의)가 한 명씩 앉아서 미리 환자를 보고 있고, 교수는 방과 방 사이를 왔다 갔다 하면서 환자들의 치료에 대해 결론만 내주는 식의 진료를 해야 한다. 물론 진료 매뉴얼이 잘 갖추어져 있어서 환자를 진료하는 데는 무리가 없다고 하겠지만, 이런 진료를 받으려고 환자들이 몇 달을 기다린 것은 아닐 것이다.

유명할수록 전문 분야는 좁고 깊다

유명한 의사일수록 자기 전공 분야 중에서도 한 분야만 깊이 있게 연구한 사람일 가능성이 높다. 그래야 세계적으로 인정받을 수 있다. 예를 들어 외과의사 중에 '간 이식'에 세계적으로 권위가 있는 교수라면 아마도 '간 이식' 분야에만 십수 년 이상을 몰두했을 것이다. 모르긴 몰라도 흔한 맹장 수술은 해본 지가 20년도 넘었을 것이다. 실제로 예전에 한 정치인이 맹장염으로 수술을 받아야 해서 당대 가장 유명한 대형병원 외과과장에게 부탁했는데, 그는 맹장 수술을 해본 지가 너무 오래되어 수술하는 데 애를 먹었다는 이야기도 전설처럼 내려오고 있다.

한편 대형병원에서 수술을 하는 외과파트 교수는 보통 몇 개월 이상의 수술 스케줄이 꽉 차 있다. 내가 관심을 가지고 있는 분야의 수술만 해도 환자가 차고 넘치니, 내 관심 분야가 아니라든지 내 분야라 할지라도 아직 수술이 필요하지 않은 사람에게는 큰 관심을 보이기가 힘들다. 그래서 당장 수술을 해야 하는 경우가 아니라면, 일단 약물치료를 하면서 경과를 관찰하다가 증상이 악화되면 수술을 하라고 하는 경우가 많다. 허리가 아파서 큰 병원에 갔는데, 별다른 치료 없이 약 처방만 하고 "두 달 후에 오세요" 하는 말을 들었다면, 나라면 의사가 유명하고 아니고를 떠나서 다른 방법을 찾아볼 것이다.

대학병원은 연구병원이자 수련병원이다

대학병원 본연의 목적은 의학 발전을 위해서 연구하고, 숙련된 의사를 수련해내는 데 있다. 그래서 대학병원에 가는 환자들은 의학 연구의 대상이 될 수도 있고, 의대생의 공부 대상이 될 수도 있다. 이 부분은 오해가 생길 수 있는데, 환자를 실험 대상으로 여기는 것이 아니라 교수들이 환자를 진료하는 것이 의학 연구와 젊은 의사들의 교육에 이용될 수도 있다는 점을 이해해야 한다는 것이다. 만약 환자를 지켜보는 의대생들의 시선이 거슬린다면 수련병원이 아닌 다른 병원을 찾는 것도 방법이다.

"호미로 막을 것을 가래로 막는다"는 속담이 있다. 경한 질환은 작은 병원에서 호미로 막고 중한 질환은 대형병원에서 가래로 막으면 된다는 것이다. 그러니 경한 질환에 가래를 들이댔다가는 오히려 역효과가 날 수도 있다.

의사와 환자의
동상이몽 베스트 3

서귀포 바닷가에서 펜션을 운영하는 할아버지 한 분이 찾아오셨다. 고령인데도 허리가 아픈 것 말고는 건강해 보였다.

"내가 MRI를 찍어보니까 허리 디스크라고 하더라고. 그래서 수술을 받았는데, 수술하나 안 하나 똑같아. 하나도 안 나았어."

"어르신, 수술하고 나서 좀 좋아졌다가 점점 나빠지며 똑같아졌나요? 아니면 수술하기 전과 비교했을 때 하나도 달라진 게 없나요?"

환자들이 치료를 했는데도 증상이 좋아지지 않았다고 할 때 내가 항상 물어보는 질문이다. 만약 치료 전후의 증상이 전혀 달라지지 않고 똑같다면 진단이 잘못되어 애먼 부위를 치료했거나, 치료법 선택에 문제가 있지는 않은지 생각해봐야 한다. 반면 증상이 좋아지기는 했는데 시간이 지나니까 다시 제자리로 돌아왔다면 진단이 틀렸다기보다는 기존의 치료법을 고수할지, 아니면 좀 더 강한 치료법을 고려할지 고민해야 한다.

"아니야. 하나 안 하나 똑같은 것 같아."

"수술은 잘됐다고 들었는데 왜 그런지 모르겠어."

"수술이 잘됐다고 해서 반드시 낫는 것은 아니에요."

"아니~ 그게 무슨 소리야?"

"뼈에는 이상이 없습니다"

의사 생각 : 엑스레이상 뼈에는 문제가 없다. 그러니 다른 원인이 있는지 찾아봐야 한다.

환자 생각 : 아, 다행이다. 별 이상이 없구나!

허리, 어깨, 무릎이 아파서 병원에 가면 엑스레이를 찍어보고 가장 흔하게 듣는 말이다. 의사는 말 그대로 엑스레이상에는 나타나는 이상 소견이 없다고 말하는 것이다. 엑스레이 검사에는 뼈만 나타나고 근육과 인대, 신경은 안 나타난다. 뼈에는 이상이 없으니 이제부터 근육이나 인대에 문제가 있는지 찾아보겠다는 뜻이다. 환자는 이상이 없다고 생각할 수 있겠지만 사실 진단은 이제부터 시작이다. 무거운 것을 들었다고 뼈가 부러질 가능성은 희박하다. 마찬가지로, 척추가 휘어 있거나 퇴행성 변화를 보인다고 해도 어제 생긴 허리통증의 원인이 아닐 가능성이 많다. 그런 소견은 아마도 몇 달 전에 찍었어도 나왔을 가능성이 높다.

"MRI상에 허리 디스크가 보이네요!"

의사 생각 : MRI를 찍어봤더니 허리 디스크가 튀어나와 있다. 그러나 이 소견이 허리통증의 원인이라고 단정 지을 수는 없다.

환자 생각 : 내가 허리 아픈 것이 디스크 때문이구나!

MRI상 허리 디스크가 튀어나와 있다고 해서 허리통증이 디스크 때문이라고 단정하기는 어렵다. 왜냐하면 허리가 안 아픈 정상인도 MRI상에 허리 디스크에 문제가 있는 경우가 많기 때문이다. 그래서 MRI상 디스크가 튀어나와 있다 할지라도 의사가 환자의 증상을 듣고 손으로 만져서 허리통증의 원인이 디스크 때문인지 아닌지 구분하는 것이 매우 중요하다. 의사가 MRI만 보고 환자를 만져보지 않은 채 진단을 한다면, 진단이 틀릴 가능성이 높다.

"수술은 잘됐습니다"

의사 생각 : 수술 과정에서 큰 실수 없이 잘 끝났다.

환자 생각 : 후유~ 이제 완치되겠구나!

예를 들어 튀어나온 허리 디스크를 제거하는 수술을 한다고 가정했을 때, 생각한 대로 디스크가 깔끔하게 제거되었을 경우 의사들은 '수술은 잘됐다'고 표현한다. 하지만 수술이 잘된 것이 질병의 완치를 보장하지는 않는다. 환자의 병이 얼마나 깊게 진행되었느냐에 따라 수술이 잘됐어도 통증이 남을 수 있다. 그러므로 수술을 결정하기 전에, 수술을 통해 내 몸의 증상이나 기능이 어느 정도까지 회복될 수 있는지 반드시 물어봐야 한다.

의사와 환자 사이에 생각의 차이가 있을 수 있다. 서로 오해가 있으면 기대가 커지고, 기대에 미치지 못하면 불만이 쌓인다. 의사와 환자는 치료의 목적과 기대치에 대하여 충분한 공감대를 형성한 후에 치료하는 것이 바람직하다.

최신의 치료보다
최선의 치료를 선택하라

과학이 눈부시게 발전하면서 의학도 하루가 멀다 하고 최신 치료법들이 쏟아져 나오고 있다. 저마다 자기가 하는 치료법 이름에 컴퓨터○○, 레이저○○ 등 최신 기술을 가져다 붙인다. 요즘에는 나노○○, 로봇○○를 표방하는 치료법이 유행이다. 보고 있으면 마치 신기술이 접목된 치료법이 병을 깨끗하게 낫게 할 것 같은 기분이 든다.

최신 치료법이 기존 치료법보다 더 좋을까?

과연 이처럼 쏟아져 나오는 최신 치료법은 기존의 치료법에 비해 더 좋은 것일까? 반드시 그렇다고 볼 수는 없다.

새로운 치료법 중에는 획기적인 패러다임을 제시하여 의료계에 큰 방향을 변화시키는 신기술도 있지만, 대부분은 기존 치료법의 단점과 한계점을 개선하는 방향으로 개발되거나 과학적인 신기술을 기존 치료법에 접목시킨 것들이다. 이런 최신 치료법이 기존 치료법보다 효과가 더 좋은지 여부는 그때그때 다르다.

예를 들어 우리가 가장 많이 먹는 약 중의 하나가 진통소염제다.

무릎이 아플 때도, 허리가 아플 때도, 수술을 하고 나서도 진통소염제를 먹게 된다. 진통소염제는 일반적으로 소화 장애가 있어 오래 복용하기가 힘든데, 요즘에는 이런 부작용을 최소화한 약이 많이 나오고 있다. 새로 개발되었기에 가격도 상당히 고가다. 그렇다면 기존의 진통소염제에 비해 진통 효과가 더 클까? 꼭 그렇지는 않다. 새로운 약은 소화 장애가 있는 환자도 먹을 수 있도록 부작용을 줄인 것이지 진통제 본연의 통증을 감소시키는 효과가 기존 약보다 더 커진 것은 아니다. 그런데도 대부분의 사람들은 새롭고, 비싼 약이니까 효과도 더 좋을 것이라 믿는 경향이 있다.

다른 예로 안과에서 시력 교정을 하는 데 라식과 라섹 수술이 있다. 라식 수술이 한참 유행한 후, 라식으로 시력 교정이 불가능한 고도근시의 대안으로 라섹 수술이 개발되었다. 그렇다면 최신 라섹 수술이 라식에 비해 더 좋은 치료법인가? 그렇지 않다. 라섹 수술은 라식의 한계점을 보완한 치료법이라 볼 수 있다. 라식을 해도 무방한 사람이 라섹을 선택한다면 수술 후 통증도 심하고, 회복 기간도 길어지는 것을 감수해야 한다. 라섹은 더 좋은 치료법이라기보다는 기존의 치료법을 보완할 수 있는 것이다.

소리 소문 없이 사라지는 치료법들

어떤 최신 치료법들은 초기에는 엄청난 효과가 있는 것처럼 발표되어 유행하다가 시간이 지나면 소리 소문 없이 사라지곤 한다. 그 이유는 기대한 만큼 효과가 만족스럽지 않기 때문일 것이다. 현장에서 보면 치료 효과가 있긴 하지만 기존의 치료법과 비교했을 때, 들이는 노력에 비해 이점이 별로 없는 경우가 대부분이다. 의학 발전을 위해 새로운 치료법은 끊임없이 시도되어야 한다. 하지만 자신이 그 당사자가 된다면 어느 누구도 달가워하지 않을 것이다.

최신의 치료가 반드시 최선의 치료는 아닌 경우가 많다. 그렇다면 최선의 치료는 어떤 것인가? 우리가 병원에 가서 치료를 받는 이유에 대해 생각해보자. 그 이유는 당연히 '낫기 위해서'다. 쉽고 간단하게, 그리고 빨리 낫게 하는 것이 최선의 치료법이다. 최신의 치료법이나 고가의 치료법을 찾아다닐 필요도 없다. 어떤 것이 현재 환자 상태에서 가장 도움을 줄 수 있는가를 판단의 기준으로 삼는 것이 중요하다. 환자의 상태는 수시로 변화하기 때문에 그때그때 맞는 치료법으로 갈아타는 것도 중요하다. 환자 본인이 어떤 것이 자신에게 최선의 치료법인지 결정하는 것은 쉽지 않다. 경험 많은 전문가의 도움이 필요하다. 그래서 의사에게는 환자에 대한 애정과 병을 고치고자 하는 열정, 그리고 지식이 필요한 덕목이고, 환자에게는 최신의 치료보다 자신에게 딱 맞는 최선의 치료법을 선택해줄 수 있는 의사를 찾아내는 지혜가 필요하다.

의사에게 내 증상을
잘 설명하는 법

얼마 전 가슴이 두근거리는 증상이 생겨서 내과를 찾았다가 나 자신에게 놀랐다. 이렇게 설명을 못할 수가! 대기실에서 진료 순서를 기다리고 있을 때 '내 증상을 이렇게 설명하고 이런저런 것들을 물어봐야지' 하고 생각했는데, 막상 진료실에 들어가 의사 앞에 앉아 보니 마음만 급해지고, 머리가 하얘져서 물어보고 싶은 질문도 못하고 그냥 나와버렸다. 나도 진료할 때 환자가 증상을 두서없이 설명하면 답답하다고 생각한 적이 있었는데 내가 꼭 그 꼴인 것이다. 당해보니 환자의 심정을 알 것 같았고 여태껏 답답해했던 것이 미안했다.

의사에게 증상을 조리 있게 설명해야 좀 더 정확한 진단이 내려지고 적절한 치료도 받을 수 있다. 다음은 내가 허리, 어깨, 무릎 아픈 환자들을 보면서 '이 환자는 참 잘 설명해서 진료에 도움이 많이 되는구나' 하고 고맙게 느꼈던 경우들이다.

증상이나 질문을 종이에 적어 들고 간다
진료실에 들어가면 증상이나 질문들이 얽혀서 조리 있게 이야기하기 힘들다. 진료실에 들어가기 전에 자기의 증상이나 궁금한 것을 세 개 정도 적어가면, 그걸 보고 의사와 이야기해도 좋고 그 내용을 의사에게 직접 보여줘도 좋다. 너무 많으면 진료의 초점이 흐려질 수도 있으므로 질문은 세 개 정도가 적당하다.

아픈 곳을 볼펜으로 표시해서 간다

나처럼 허리, 어깨, 무릎통증을 치료하는 의사는 통증의 위치가 정확하게 어디인지를 아는 것이 매우 중요하다. 그래서 아픈 곳을 볼펜으로 꼼꼼하게 표시해오는 환자들이 참 고맙다. 왜냐하면 아픈 곳은 본인이 더 잘 알기 때문이다. 의사가 아무리 꼼꼼히 찾아도 본인만큼 잘 찾을 수는 없다. 통증의 부위는 손가락으로 콕 짚을 수 있을 정도로 정확하게 구분되기도 하지만 어떤 경우에는 손바닥으로도 정확히 짚기 힘들 정도로 모호하기도 하다. 진단하는 입장에서는 통증의 위치가 명확한지 모호한지도 진단하는 데 큰 도움이 된다.

통증 양상을 조리 있게 설명하는 법

통증 환자를 진단할 때 MRI를 찍기도 하고 초음파 검사를 하기도 하지만 가장 정확한 진단은 세밀하게 물어보는 것과 직접 손으로 만져보는 것이다. 통증 양상을 잘 설명하면 그만큼 진단도 정확해진다.

언제부터 아팠고, 아픈 원인이 있는가?

통증의 원인을 찾는 데 도움이 된다. 다친 것인지, 많이 사용해서

인지, 아니면 별안간 발생한 통증인지에 따라 진단 방향이 달라진다.

통증 유발의 행동이나 자세가 있는가?

서 있을 때 통증이 더 심한지, 앉아 있을 때 더 심한지, 아니면 누웠다가 일어날 때 심한지, 평소 어떤 일을 할 때 가장 통증이 심한지를 생각해보자. 진단의 중요한 단서가 된다. 어깨통증을 예로 들면, 어깨를 올릴 때 통증이 발생한다면 어깨 문제일 것이고, 목을 움직였더니 어깨가 아팠다면 그 원인은 목에 있을 가능성이 높다. 간단한 것이지만 의사들도 많이 놓치는 부분이다.

병원 오기 전에 어떤 검사로 어떤 진단을 받았는가?

만약 정확하게 기억하고 있다면 불필요한 검사를 피할 수 있다. 진단서나 영상 등의 검사자료가 있다면 가지고 간다.

병원 오기 전에 어떤 치료로 효과가 있었는가?

어떤 치료를 받았을 때 효과가 있었다면 진단이 정확했을 가능성이 높다. 효과가 없었다고 하더라도 치료 받았을 때는 호전이 되었다가 점차 증상이 나타나 다시 원상태가 되었다면 진단은 맞았을 가능성이 높다. 반면에 치료를 했는데도 단 하루도, 전혀 효과가 없었다면 진단이 틀리지 않았는지 의심해볼 필요가 있다.

꾸준히 치료를 받는데도
안 낫는다면

"지난번에 치료받고 좀 어떠셨어요?"

나는 이런 질문을 할 때면 긴장된다. '환자가 얼마나 좋아졌을까' 하는 기대감과 '혹시 안 좋아졌으면 어떻게 하나' 하는 불안이 섞여 있기 때문이다.

"하나도 안 좋아졌어!"

열흘쯤 전에 허리통증으로 치료받았던 한 어르신이 치료 후에 별로 나아진 것이 없었던지, 불만 섞인 말투로 이렇게 대답했다. 사실 진료실에서 환자를 만나 보면 안 나았다는 이야기는 매일 듣다시피 한다. 그래도 들을 때마다 가슴 한구석이 털컥 내려앉는다.

"지난번에 다리 저리고 당긴다고 했는데 어떠셨어요?"

애써 눈을 피하며, 지난번 써놓았던 차트를 뒤적이면서 다시 질문을 던진다.

"그건 좋아진 것 같은데, 허리가 아픈 건 그대로야."

'그래도 하나도 안 좋아진 건 아니구만' 하는 생각에 피식 웃음이 나며 마음이 풀린다.

"그래도 다리 저리는 것은 좋아지셨나 봐요."

"그건 운동을 좀 했더니 좋아진 것 같고, 허리는 아직도 아파."

외국 사람을 진료하다 보면 뭐 해준 것도 없는데 'Better(좀 낫다)'라는 표현을 많이 쓴다. 조금이라도 좋아진 것이 있으면 그 부분을 이야기하고 기뻐한다. 의사들을 기운 나게 하는 반응이다. 반면 우리나라 사람은 좋아진 증상은 자기가 잘해서 그런 거고, 안 좋아진 부분만 내세우며 투덜대는 경향이 있다. 이 어르신도 걸음걸이를 보니 꽤 좋아진 것 같은데 안 좋아진 것만 이야기한다. 어떤 경우에는 계속 안 좋아졌다고 해서 큰 병원으로 전원시키려 하면, 그제야 "사실은 많이 좋아졌는데 그렇다고 하면 치료를 안 해줄까 봐 안 좋아졌다고 했지" 하는 분도 있다. 의사도 사람인지라 반응이 좋아야 치료할 맛도 나고, 신이 나서 더 열심히 치료하게 된다.

"허리 아픈 것은 치료받기 전하고 똑같던가요?"

"그게 말이지, 치료받고 일주일은 감쪽같이 좋아졌었어. 그래서 다 나았나 보다 했는데, 시간이 지나니까 또 아프더라고!"

치료 효과가 없는 것도 디테일이 있다. 이 경우처럼 치료 후 좋아지기는 했는데, 며칠 지나니 다시 아파서 결국 원래 상태로 돌아간 경우가 있고, 치료를 받으나 안 받으나 증상이 똑같아서 변화가 없는 경우도 있다. 이것은 치료방침을 정하는 데 매우 중요한 포인트다. 전자는 진단은 정확했으나 치료법이 적절치 않아서 다시 아파졌을 가능성이 있고, 후자는 진단 자체가 잘못되었을 가능성을 배제할 수 없다.

이 환자는 '치료해서 다리 저리는 증상이 좋아졌고, 허리는 진단은 잘된 것 같으니 몇 번 더 치료해보고, 만약 안 좋아지면 다른 치료법을 시도하면 되겠다'고 생각했다. 그리고 치료 후 어떤 것이 좋아졌고, 또 치료하면 얼마만큼 좋아질 것인지 환자의 기대치에 대한 설명이 좀 더 필요할 것 같았다. 왜냐하면 의사가 제공해줄 수 있는 치료와 환자의 기대치가 맞지 않으면, 아무리 성공적인 치료라도 결코 환자를 만족시킬 수 없기 때문이다.

불행하게도 근골격계 통증은 100퍼센트 완치는 없는 경우가 많고, 대부분 잘 관리하고 유지하는 것에 치료의 목적이 있으므로, 환자가 완치를 기대한다면 만족을 주기는 힘들다. 하지만 치료를 받으면 증상이 좋아져야 한다. 허리가 아픈 사람은 허리가 안 아파야 되고, 다리가 당기던 사람은 그 증상이 좋아져야 한다.

그런데 병원에 다니는데도 증상이 안 좋아지는 경우가 있다. 허리통증의 경우 대부분 3, 4회 정도 치료를 받아 보면 감이 온다. 병이 다 낫지는 않더라도 증상이 어느 정도 좋아졌는지를 보면, 몇 번 더 치료하면 좋아질 것 같은 느낌이 온다. 만약 그 정도로 치료받았는데도 전혀 감이 안 오면, 나한테 맞는 치료법인지 다시 한 번 생각해봐야 한다.

치료를 받는데도 안 낫는다면 뭐가 문제일까?

진단이 틀렸을 경우

진단부터 틀렸다면 치료법도 적절하지 못했을 가능성이 높다. 이런 경우 진단을 정확하게 해서 최선의 치료법으로 바꾸어주면 나을 확률은 높아진다. 진단이란 '환자에게 특정 증상을 유발시킨 원인을 찾는 일'을 말한다. 정확한 원인을 찾아서 치료했다면, 설령 증상이 완치되지는 않았어도 어느 정도는 개선되었을 가능성이 높다.

치료가 적절치 않거나 부족한 경우

진단은 정확하게 했는데 치료법이 적절치 못했다거나 충분한 치료를 받지 못한 경우가 있다. 예를 들면 적어도 세 번 정도는 치료해야 효과를 볼 수 있는데, 단 한 번 치료받고 효과 없다고 병원을 옮기는 환자들이 있다. 그런 경우에는 충분한 시간을 두고 관찰하거나, 적절한 횟수로 치료하면서 지켜보면 좋아지는 경우가 많다. 충분한 치료에도 효과를 보지 못했다면 다른 치료법을 선택해야 한다.

가끔 수술이 필요할 정도로 증세가 심한데도 비수술적인 치료를 고집하는 경우도 있다. 환자가 환경적, 심리적 문제로 수술을 거부하는 경우다. 대개 주위 사람들에게서 "수술하면 큰일 난다, 수술은 절대 하지 마라"는 이야기를 들었거나, 또는 부모님 간병 때문에 수술을 할 수 없는 경우, 수술하면 실직을 당할 처지인 경우다. 환자가 원치 않으면 수술할 수는 없다. 그러면 비수술적인 치료법 중에서 차선책을 선택해야 한다. 이런 경우 치료 확률은 떨어질 수밖에 없다.

환자가 의사 조언을 안 듣는 경우

일반적으로 병을 치료하는데 의사가 해줄 수 있는 것은 제한적이고, 환자가 직접 실천해야 하는 것이 많다. 테니스엘보(Tennis elbow,

팔꿈치의 바깥쪽 통증)의 경우도 의사의 치료보다 환자가 얼마나 안 쓰고 아끼느냐가 더 중요하다. 의사는 쓰면 안 된다고 했는데 환자가 그 조언을 듣지 않고 계속 사용한다면, 그 환자는 어떤 치료를 해도 병을 고칠 수가 없다. 의사의 처방은 가능하면 철저히 지켜야 한다. 의사의 처방대로 했는데도 낫지 않으면 의사의 책임이라고 할 수 있지만, 의사의 말을 듣지 않고 환자 마음대로 했다면 병이 안 나아도 당연한 것이다.

치료 효과와 환자의 기대치 간 괴리가 있는 경우

환자는 치료를 받으면 금방 완치되리라 기대한다. 하지만 치료를 해도 완벽하게 좋아지지 않는 경우가 많다. 예를 들어 무릎인공관절 수술을 했다고 해서 무릎이 예전과 똑같아지는 것이 아니다. 못 걸으니 걸을 수 있도록 최선의 선택을 한 것이다. 환자가 수술했으니 젊을 때처럼 뛰어다니기를 바랐다면 실망도 클 수 있다. 사전에 치료법을 선택해서 환자가 얻을 수 있는 결과에 대해 의사와 환자 사이에 충분한 논의가 있어야 한다. 의사가 해줄 수 있는 것과 환자가 기대하는 결과가 어느 정도 맞아야 치료에 대해 서로 만족할 수 있다.

2부

어디가 왜 아픈지,
알고나 아픕시다

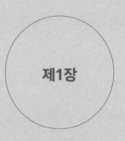

제1장

허리 때문에 삶의 질이
뚝 떨어졌어요!

근골격계도
정기검진이 필요하다

재활의학과 의사에게 100세 시대 건강을 위해서 가장 중요한 것한 가지만 꼽으라면 단연 '두 다리로 걷기'다. 두 다리로 걷는다는 말에는 건강을 유지하는 모든 것이 담겨 있다고 해도 과언이 아니다. 관절이 튼튼한 것은 물론 연골, 근육, 뇌기능 등 모든 신체활동이 제대로 유지되어야만 잘 걸을 수가 있다. 하지만 이게 쉽지 않은 것이, 아무리 100세 시대라지만 무릎은 100년을 못 간다는 데 있다.

우리 몸의 기관은 각각 수명이 있는데, 신경은 90년 정도 산다. 90세가 되어도 신경이 늙어서 마비가 오는 사람은 없다. 뼈는 나이가 들면 골다공증이 오고 근육이 말라서 문제가 생긴다. 그래도 80세까지는 어느 정도 버틴다. 문제는 연골이다. 연골은 생각보다 수명이 짧다. 70년 쓰면 보통 수명이 다한다. 우리는 100년을 사는데 연골은 70년밖에 못 쓰니까 30년은 연골 없이, 이 대신 잇몸으로 살아야 되는 것이다. 예전에는 연골 수명과 사람 수명이 비슷했기 때문에 무릎관절염이 그리 큰 문제가 되지 않았지만, 지금은 70 넘으면 거의 관절염 환자인 것이다.

관절도 사전검진으로 평생 건강하게 쓸 수 있다

우리나라에서 1년에 건강검진에 소요되는 비용이 18조 5천억 원이라고 한다. 대부분의 직장인은 의무적으로 건강검진을 받아야 한다. 이처럼 전 국민이 건강검진에 열을 올리는 이유는 큰 병이 되기 전에 미리 알아내고 싶어서다. 대부분의 질병은 일찍 진단할 수만 있다면 간단하게 치료할 수 있다. 예를 들어 정기적으로 위내시경을 해서 이상이 있는 부위를 미리 치료하게 되면서 위암의 사망률이 획기적으로 줄어들었다. 고혈압과 당뇨병도 사전에 조절함으로써 뇌졸중이나 심근경색증으로 인한 사망도 줄어들고 있다. 최근에는 유전자 검사로 개개인의 유전적인 성향을 미리 검사해서 미래 질병을 예측해 대비하기도 한다.

하지만 근골격계 통증, 즉 허리, 어깨, 무릎의 통증은 매우 흔하게 경험하고 실생활과 밀접하게 연관되어 있는데도 미리 검진을 받지는 않는다. 통증이 발생해야 그제야 병원을 찾는다. 병원도 마찬가지다. 무릎이 아파서 병원에 오면 엑스레이를 찍어보고 "뼈에는 이상이 없네요"라는 말과 함께 진통소염제를 처방하는 경우가 대부분이다. 진통소염제는 통증을 효과적으로 줄여주지만 무릎을 근본적으로 건강하게 만드는 치료는 아니다. 오히려 통증이 없어지기 때문에 더 무리해서 쓰게 되는 역효과도 있다. 한편 사전에 치료를 하면 쉽게 고칠 수 있는 것을, 퇴행성관절염이 진행돼서 더 이상 치료가 어려워질 때까지 소극적으로 대처하는 것이 아닌가 하는 의구심도 든다. 쓸 만큼 쓰다가 심해져서 더 이상 못 걷게 되니 인공관절 수술을 하자는 것은 시대의 흐름에 맞지 않는다.

관절은 쓰면 쓸수록 닳아 없어지는 소모품 같은 부위다. 그래서 60~70년 사용하면 아주 무리해서 쓰지 않고, 현재 특별히 아프지 않다고 하더라도 어느 정도 퇴행성관절염을 가지고 있다고 봐야 한다. 가장 흔한 무릎퇴행성관절염을 예로 들어보자. 무릎퇴행성관절염은 진행 단계에 따라 초기인 1기에서 말기인 4기로 구분된다. 1, 2기에는 비교적 간단한 치료로도 완치가 되지만 3기까지 진행되면 치료가 어려워지고, 4기가 되면 수술을 고려해야 한다. 무릎연골은 한번 손상되면 여간해서는 재생되지 않는다. 그런데 연구에 의하면 퇴행성관절염 초기인 1, 2기에 무릎에 증상을 느끼는 사람은 3분의 1 정도밖에 안된다. 나머지 3분의 2는 증상이 없기 때문에 무릎을 관리하는 데 소홀한 것이다. 3기가 되면 대부분의 사람이 무릎에서 증상을 느끼게 되지만 그때는 이미 연골이 많이 상한 상태이기 때문에 치료를 해도 진행을 늦춰줄 뿐 완치와는 거리가 멀다.

척추 관련 검진항목

- 무릎연골이 닳지 않았는가? (정상 무릎연골의 두께는 3mm 정도)
- 무릎관절에 물이 차 있지 않은가? (건강한 관절에는 물이 차 있지 않음)
- 다리가 휘어서 무릎의 정렬이 틀어져 있지 않은가? (휜 다리)
- 전신 자세와 체형이 유지되었는가? (굽은등, 거북목)
- 무릎인대가 견고해서 관절이 안정성을 유지하고 있는가? (십자인대와 측부인대)

- 무릎 주위 근력과 유연성이 유지되었는가? (대퇴사두근과 햄스트링)
- 무릎에 나쁜 영향을 주는 잘못된 자세나 습관을 계속 유지하고 있지 않은가?
- 여성의 경우 갱년기 호르몬이 무릎에 영향을 주고 있지 않은가?
- 골다공증은 얼마나 진행되었는가?
- 최근에 체중이 얼마나 증가했는가?

10가지 항목을 정기적으로 검사해서 무릎에 통증이 생기거나, 그로 인해 일상생활에 불편을 느끼기 전에 미리 치료해 대비한다면 100세까지 두 다리로 걸을 수 있을 것이다.

50세가 되면 무릎 상태를 수시로 셀프 검진

통증이 없더라도 셀프 검진을 통해, 무릎 건강에 빨간불이 들어왔다면 미리 적절한 운동으로 관절염을 치료해야 한다.

발 크기가 늘었다

만약에 발 크기가 늘어났다면 평발이 된 것이다. 일반적으로 45세가 되면 발의 아치가 펴지면서 평발이 된다. 평발이 되면 충격 흡수가 안 되면서 충격이 바로 무릎에 닿게 된다. 이때부터는 특히 조심해야 한다. 신발은 편안한 운동화를 신는 것이 좋다.

다리가 조금 휘는 듯하다

평발이 되고 나서 시간이 더 지나면, 다리가 안쪽으로 돌면서 휘기 시작한다. 이를 방치하면 무릎 안쪽부터 통증이 나타난다. 관절염이 시작된 것이다.

무릎뼈(슬개골)가 튀어나왔다

슬개골이 튀어나왔다는 얘기는 반대로 허벅지 근육이 줄어들었다는 뜻이다. 근육이 줄어들어 근력이 약해지면 무릎통증이 생길 위험이 높아진다. 근육을 지킬 방책을 세워야 한다.

체중이 늘었다

무릎에는 체중의 5배 하중이 걸린다. 체중이 5킬로그램 늘었다면 무릎이 느끼는 부담은 25킬로그램 늘었다고 생각하고 체중을 조절해야 한다.

완경이 되었다

여성호르몬이 떨어지면 골손실과 연골손실이 빨라지며 골관절염이 급속히 진행된다. 여성은 완경을 기점으로 더 조심해야 한다.

근육이 자식이나 현금보다 낫다

100세까지 두 다리로 걷고 싶다면 관절 다음으로 근육을 지켜야 한다. '나는 나이에 비해서 괜찮은 편'이라고 자신하던 사람들도 어느 날 문득 거울 앞에서 '팔다리가 가늘어지고 배만 불뚝 나온 나'를 발견하게 된다. 빵빵했던 엉덩이는 온데간데없이 사라져 폭 꺼져버렸다. 근육이 줄어들면 볼품만 없어지는 게 아니다. 대사 속도도 해독 기능도 떨어진다. 남은 당을 저장하지 못해서 당뇨병이 생기고, 쉽게 넘어져 골절 등의 부상을 입을 수도 있다. 80세 넘으면 병들어 죽는 것이 아니라 근육이 없어져서 죽게 된다. 80세 이상 사망원인 1위가 낙상으로 인한 골절이나 부상이다. 그래서 나이 들면 근육이 자식이나 현금보다 낫다는 것이다.

근육을 유지하려면 어떤 운동을 얼마나 해야 할까? 너무 심하게 운동하면 연골이 닳는다고 하니 그것도 무섭다. 가장 좋은 것은 걷기, 맨손체조, 수영, 자전거 타기 같은 기초운동과 근력 강화 운동을 주 5일 이상 하는 것이다. 젊은 사람들은 일주일에 3일 정도만 해도 충분하지만 나이가 들면 매일 해야 한다. 그래서 '50세가 넘으면 투잡을 가져라'라는 말이 있다. 하나는 돈 버는 일, 다른 하나는 건강 버는 일. 돈만 벌고 건강을 잃어버리면 남 좋은 일만 시킨다는 걸 잊어서는 안 된다.

하루 24시간,
당신의 척추는 어떻게 보내나요?

인간은 하루 24시간 중 8시간 일하고, 8시간 놀고, 8시간 잔다. 척추도 하루 8시간 서 있고, 8시간 누워 있고, 8시간은 앉아서 보낸다. 각각의 자세는 어떻게 하는 것이 좋은지 생각해보자. 자세에 따라 척추와 골격에 미치는 영향도 다르고, 통증의 양상도 달라진다.

누워 있는 자세

누워 있을 때 척추는 휴식을 취한다. 중력을 받쳐주고 있던 우리 몸의 기둥 척추는 누워 있을 때 근육이 이완되고, 눌려 있던 디스크도 다시 원상태로 돌아간다. 자고 일어났을 때 키가 가장 크는 이유다.

척추는 쉬지만 목뼈는 일하고 있다

누운 자세에서 척추는 쉬고 있지만 한군데 불편해지는 곳이 있다. 바로 목이다. 잘 때 목이 불편해서 계속 뒤척이는 사람이 많다. 온갖 기능성 베개를 구입해보지만 본인에게 맞는 것을 찾을 수 없다고 넋두리를 하기도 한다. 하지만 베개에는 문제가 없다. 문제는 목뼈다. 목은 정상적인 C자 커브로 되어 있어야 목 주위 근육이 이완돼서 편하다. 하지만 엑스레이를 찍어보면 요즘 대부분의 사람들 목이 일자목으로 정상 커브를 잃어버렸다. 또 목이 앞으로 나온 거북목이다. 일자목은 컴퓨터나 스마트폰을 많이 사용해서 생긴다고 알려져 있다.

일자목을 만드는 근본적인 원인은 턱관절과 상부흉추에 있다. 턱관절의 교합이 맞지 않거나 잘 때 턱에 힘을 주거나 이를 가는 습관이 있는 사람들은 거북목이 생기고, 목뼈가 틀어져서 목이 불편해진다. 이런 경우 이를 갈지 못하도록 보툴리눔톡신을 써서 턱 근육을 줄여주거나 교합안정장치를 끼우기도 한다.

상부흉추, 즉 등이 굽어서 목이 앞으로 나오는 경우도 있다. 거북목이 되면 높은 베개가 편하고 낮은 베개는 불편하게 느껴질 수 있다. 이런 경우 수건을 가로로 한 번, 세로로 두 번 접어서 10×40cm 정도 긴 사각형으로 접어서 등뼈 척추를 따라 대고서 누워보자. 매트리스 때문에 큰 자극 없이 등을 펴줄 것이다. 등이 펴지면 목도 건강해진다.

누워 있을 때 어깨가 아픈 이유

어깨에 문제가 있는 사람들은 밤만 되면 증상이 악화된다고 하소연한다. 실제로 밤만 되면 어깨통증이 심해져서 잠을 설치는 사람이 많다. 어깨관절은 주위 근육에 의해 공중에 떠 있는 형태로 이루어져 있다. 서 있는 자세에서는 중력에 의해 팔이 아래쪽으로 당겨지므로 어깨관절은 중력 방향으로 처지게 되어 있다. 누워 있으면 중력이 없어지면서 어깨관절이 위쪽으로 움직이게 되는데, 어깨관절 사이 공간이 줄어드는 효과가 있어서 어깨통증이 심해질 수 있다.

어떤 자세로 누워 자는 것이 좋은가?

잠을 잘 때는 반듯하게 누워 자는 것이 기본이다. 바른 자세로 잘 때 척추가 가장 편하고 디스크에 미치는 압력도 최소화되며 근긴장과 피로회복도 빨라진다.

가끔은 옆으로 자는 것이 유리할 때도 있다. 수면무호흡증이 있는 경우 바르게 누워서 자면 목젖이 기도를 막아서 숨을 쉬기 어려워지므로 옆으로 자는 것이 도움이 된다. 척추관협착증이 있는 사람도 반듯이 누워서 자면 척추관이 더 좁아져서 불편할 수 있으므로 옆으로 누워서 잠을 청해본다. 옆으로 자는 것도 왼쪽이 바닥에 닿게 눕느냐, 오른쪽이 바닥에 닿게 눕느냐에 따라 달라지는 경우가 있다. 예를 들어 역류성 식도염의 경우 위장이 왼쪽에 있으므로, 왼쪽이 아래로 가게 누워서 자면 증상이 완화되는 경향이 있다.

엎드려 자는 것은 목과 턱관절에 무리를 주어 통증을 유발하는 경우가 있으므로 피하는 것이 좋다. 어느 것도 정해진 것은 없다. 나에게 편안한 자세를 찾는 것이 중요하다.

앉아 있는 자세

언젠가부터 자리에만 앉으면 하나같이 스마트폰을 꺼낸다. 근무 중 책상에 앉아서도 거의 컴퓨터를 사용하고 있다. 나름 바른 자세를 유지하고 있다고 자부하는 사람도 가만히 살펴보면, 척추는 무너지고 목은 앞으로 쭉 빠져나와 있다.

바닥에 앉는 것

앉는 자세는 눕거나 서 있는 자세와 비교하면 허리와 골반에 무리가 간다. 특히 바닥에 앉는 것은 의자를 사용하는 것보다 더 안 좋다. 바닥에 앉을 때 가장 안 좋은 자세는 무릎을 꿇고 앉는 자세다. 무릎관절에 막대한 하중이 실려서 무릎이 상할 수 있다. 예전에는 여성들이 다리를 한쪽으로 가지런히 놓고 앉는 경우가 많았는데, 이 자세 역시 오랜 시간 앉아 있는 경우 골반이 틀어질 수 있으므로 피하는 것이 좋다. 어린 여자아이들 중에 무릎을 밖으로 굽혀 W 자로 앉는 버릇을 가진 경우가 있는데, 방치하면 다리가 휠 수 있기 때문에 반드시 앉는 습관을 고쳐주어야 한다.

바닥에 앉을 때 가장 일반적인 자세는 양반다리다. 하지만 양반다리도 오랜 시간 바른 자세를 유지하기 힘들어 금방 등이 굽고 목이 앞으로 내민 자세가 된다. 어머니들 중에 이런 자세로 집안일을 하는 분들이 많은데, 허리에 무리가 많이 가서 허리 디스크의 원인이 되니 반드시 의자에 앉는 것을 권한다. 또 양반다리는 고관절이 외측으로 과도하게 회전하므로 엉덩이 근육을 약화시킬 수 있다. 엉덩이 안쪽에는 다리로 내려가는 신경과 혈관이 통과하므로 엉덩이 근육이 약화될 경우 좌골신경통 등 다리로 내려가는 증상이 나타날 수 있으니 조심해야 한다.

의자에 앉는 것

소파는 처음에는 편한 것 같지만 장시간 이용 시 오히려 허리통증의 원인이 될 수 있다. 소파에 앉으면 골반이 바로 서지 않고 극단적으로 기울어지게 되어 있다. 즉, 좌골이 바닥에 닿는 것이 아니라 골반 뒤쪽이 바닥에 닿게 된다.

자동차 좌석은 장시간 운전을 해도 척추를 보호하도록 인체공학적으로 만들어져 있지만, 운전 중 충격과 흔들림이 척추에 전해져서 허리통증을 일으킬 수 있다. 자동차에 앉을 때는 특히 골반의 비틀림을 조심해야 한다. 자동차를 탈 때 운전석의 경우 차문의 왼쪽에서 오른쪽 방향으로 몸을 숙이면서 차에 앉게 된다. 그러면 골반에는 오른쪽에서 왼쪽으로 전단력(shearing force, 서로 접근한 두 평행면에 크기는 같으나 반대 방향으로 작용하는 힘)이 미쳐서 그 자세로 운전을 했다가는 골반이 틀어지게 된다. 전단력을 없애는 방법은 차에 올라타면 양손으로 카시트를 잡고 엉덩이를 한두 번 들었다 놨다 하면 된다.

높이가 잘 맞는 의자에 좋은 방석을 깔고, 허리를 펴서 등을 대지 않고 앉는 것이 가장 좋다. 의자의 높이는 바르게 앉았을 때 발바닥이 바닥에 자연스럽게 닿는 높이가 적당하다. 의자가 높아서 발이 뜨거나 혹은 의자가 낮아서 고관절이 너무 굴곡지면 좋지 않다. 요즘에는 높이가 조절되는 의자가 많이 나와 있다. 대부분의 의자에는 쿠션이 있지만 자신에게 맞는 방석을 준비하면 좀 더 편안하게 앉을 수 있다. 하지만 바른 자세는 힘이 들기 때문에 오래 앉아 있을 수 없다. 직업상 불가피하게 오래 앉아 있어야만 하는 사람이라면 30분에 1분씩 알람을 맞춰놓고 일어나서 허리와 골반을 스트레칭하면 더 오랜 시간을 앉아 있을 수 있다.

서 있는 자세

서 있을 때는 근육의 균형과 긴장을 이용해서 바른 자세로 서 있어야 한다. 긴장의 끈을 놓으면 우리 몸은 이내 편한 자세로 변한다. 편하다는 것은 근육의 힘은 안 쓰고 골격에 기대 서 있는 것이다. 골격에 기대 서 있으면 근육은 일을 안 하기 때문에 편하다고 느낄 수 있지만 오래되면 골격과 인대가 손상되어 근골격계 통증의 근본 원인이 된다.

당신의 골반은 어디 있는가

서 있을 때는 골반의 위치가 중요하다. 골반의 위치에 따라 척추와 다리의 위치가 결정된다. 골반은 지면에 수직으로 서 있는 것이 정상인데, 대부분의 사람들은 정상이 아니다. 골반이 앞으로 또는 뒤로 기울어져 있다.

① 골반이 수직인 자세

무게 중심선이 귓구멍, 어깨, 요추 5번, 고관절, 무릎 라인을 지난다. 목 근육에 걸리는 부하는 0.4킬로그램이고, 키는 가장 크다.

② 골반이 앞으로 기울어진 자세

골반이 앞쪽으로 기울어져서 요추 5번이 무게 중심선 앞으로 나와

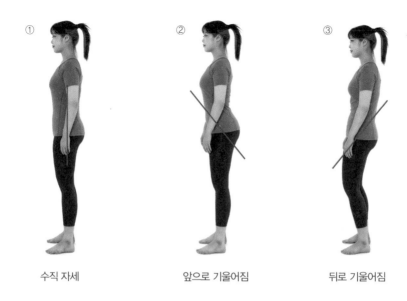

| 수직 자세 | 앞으로 기울어짐 | 뒤로 기울어짐 |

있다. 목 근육에 걸리는 부하는 3.8킬로그램이고, 키는 1.4센티미터 줄어든다.

③ 골반이 뒤로 기울어진 자세

골반이 뒤쪽으로 기울어져서 등과 무릎이 굽어 무게 중심선 앞으로 나온다. 목 근육에 걸리는 부하는 3.6킬로그램이고, 키는 2.4센티미터 줄어든다.

골반이 앞으로 기울어진 자세

젊은 사람들은 골반이 주로 앞으로 기울어진다. 특히 여성의 경우 전방으로 기울어지는 경우가 많은데, 여성의 70퍼센트가 골반이 앞으로 기울어져 있다. 정상보다 비정상이 더 많은 셈이다. 골반이 앞으로 기울어져 있다는 것이 상상이 안 되겠지만 하이힐 신었을 때 엉덩이가 뒤쪽으로 튀어나오고, 허리가 쑥 들어간 자세를 생각하면 된다.

골반의 전방 기울어짐은 여러 가지 자세의 변형을 초래한다. 일단 허리가 앞으로 쑥 들어가고 똥배가 나온다. 똥배가 나오는 이유는 아랫배에 살이 붙은 것이 아니라, 골반이 앞으로 기울어지니까 뱃속에 있던 내장이 앞쪽으로 흘러내려서 튀어나온 것이다. 또 등이 굽고, 머리가 앞으로 나와 거북목이 되고, 어깨가 말린다. 이런 불균형적인 자세는 오래 지속되면 여러 가지 통증의 근본 원인이 된다. 허리, 어깨, 무릎에 통증이 있다면 우선 그 부위를 치료해야 하지만 좀 더 근본적인 원인을 찾자면, 수십 년 전부터 골반이 앞으로 기울어진 자세로 살아온 성적표를 나이 들어서 받는 것으로 이해할 수도 있다.

골반이 앞으로 기울어지는 이유는 골반 주위 근육, 특히 코어근육이 약해져서다. 코어근육이 약해지면 서 있을 때 근육의 힘으로 서 있는 것이 아니라, 허리뼈에 기대서 서 있기 때문에 골반이 앞으로 기울어진다. 집에서 쉽게 코어근육을 튼튼하게 하는 방법이 있다. 바로 '플랭크' 자세다. 일반적으로 몸에 좋은 운동일수록 재미는 없다. 하지만 이 자세만 아침저녁으로 꾸준히 한다면 허리통증도 예방되고, 체형도 중년의 몸에서 청년의 몸으로 탈바꿈할 수 있다.

플랭크

① 바닥에 매트를 깔고 엎드린다.

② 팔꿈치를 어깨너비만큼 벌려 받치고 상체를 세워 일어난다.

③ 무릎을 바닥에서 떼고 종아리, 엉덩이, 허리, 목이 모두 일직선
이 되도록 한다. 이때 엉덩이가 위로 들리지 않도록 주의한다.

④ 1분간 유지한 후 30초 쉬고 다시 1분간 자세를 취한다.

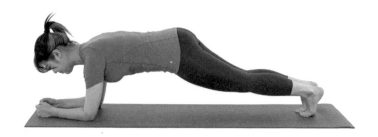

플랭크 동작은 보기에는 쉬워 보여도 실제로 해보면 1분도 유지하기가 쉽지 않다. 하지만 오래 유지 못한다고 낙담하지 말고 꾸준히 하다 보면 시간도 점점 늘어나고 건강도 좋아질 것이다. 플랭크를 세계에서 가장 잘하는 사람은 중국의 경찰 '마오 웨이둥'으로 2016년 베이징에서 개최된 '플랭크 오래하기' 대회에서 8시간 1분의 기록으로 기네스북에 올랐다고 한다.

골반이 뒤로 기울어진 자세

노인들의 경우 골반의 후방 기울어짐이 문제가 된다. 목욕탕에서

노인들의 자세가 구부정한 것을 볼 수 있는데, 이것은 골반의 후방 기울어짐 때문이다. 후방으로 기울어진 골반은 모든 관절을 굽게 만든다. 가장 먼저 등이 굽고, 허리가 굽으며, 무릎이 구부러져, 구부정한 노인의 자세가 된다. 골반의 기울기가 청년인지 노인인지 결정하는 것이다. 무릎이 구부러지면 통증이 발생할 뿐만 아니라 걸음걸이의 속도도 느려지고 보폭도 좁아진다. 노인이 되어 발생하는 여러 가지 통증을 없애기 위해서는 골반의 기울기를 제자리로 돌려놓는 노력이 필요하다.

골반이 후방으로 기울어지는 이유는 복근과 엉덩이 근육이 줄어들어서다. 특히 엉덩이 근육은 바르게 서는 데 필수적인 것이다. 40대가 되면 근육도 노화되면서 매년 1퍼센트 정도의 근육이 줄어들게 되는데, 엉덩이가 가장 눈에 띄게 줄어든다. 엉덩이와 허벅지가 우리 몸 근육량의 70퍼센트 가까이 차지하기 때문이다. 엉덩이 근육을 잘 관리하면 바른 자세를 유지할 수 있다.

사이드 스쿼트

① 바로 서서 다리를 어깨너비로 벌린다.

② 오른발을 바깥쪽으로 옮기면서 스쿼트, 다시 선 자세로 돌아와서 반대쪽 발을 바깥쪽으로 옮기면서 스쿼트를 한다. 무게를 실은 쪽 무릎은 자연스럽게 굽혀주는데 무릎이 너무 앞으로 나오지 않도록 옆으로 앉는다. 이때 반대편 다리는 굽히지 않고 처음 자세를 유지한다.

③ ②를 10회 반복한다.

④ 상체는 최대한 꼿꼿하게 펴고, 의자에 앉는 느낌으로 허벅지가
   바닥과 평행이 될 때까지 앉으면 된다.

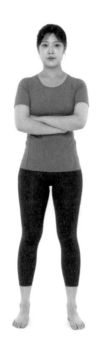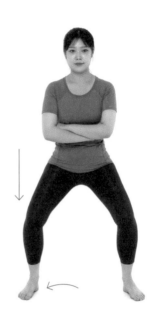

등을 쫙 펴면
인생도 활짝 핀다

등이 구부정하면 우울하고 자신감이 없어 보인다. 하지만 등을 쫙 펴는 것이 말처럼 쉽지는 않다. 잠시만 방심해도 금세 긴장이 풀려 구부정한 자세가 된다. 항상 등을 펴기 위해 노력해야 한다. 등을 쫙 펴면 인생도 활짝 필 것이다.

우리 몸 질병의 80퍼센트는 바르지 않은 자세와 관련되어 있다. 근 골격계 문제는 물론이고, 내부 장기의 문제부터 원인을 알 수 없는 난치성질환까지 등과 관련되어 있는 경우가 많다.

거북목을 고치려면 등을 펴라

요즘은 거북목이 아닌 사람이 없을 정도로 누구나 거북목, 일자목이다. 직장인 64.1퍼센트가 거북목이라는 통계가 축소된 건 아닐까 싶을 정도로 성인, 아이 할 것 없이 대부분이 거북목이다. 거북목은 목이 앞으로 나와 있는 것을 말하는데, 정확히 이야기하면 '거북목'이 아니라 '거북등'이다. 등은 곧은데 목이 굽어서 앞으로 나간 것이 아니다. 등이 굽어서 앞으로 기울어져 있으니까, 목은 할 수 없이 앞으로 나와서 거북목이 되는 것이다. 그러니까 거북목을 고치고 싶다면 목을 펼 것이 아니라 등을 펴면 자연스럽게 거북목이 교정된다.

등이 굽으면 목이 앞으로 나오고 어깨가 안쪽으로 말린다. 흔히 '라운드숄더'라고 부르는데, 이것도 굽은 등과 관련이 있다. 라운드숄 더의 가장 큰 문제는 '어깨 충돌증후군'의 원인이 된다는 점이다. 어깨 가 안쪽으로 말리면 어깨뼈와 견봉 사이의 공간이 좁아져서, 팔을 움 직일 때 회전근개가 뼈와 충돌을 일으킨다. 그러면 어깨 주위 근육의 불균형으로 항상 뻐근한 어깨를 달고 다니게 된다. 라운드숄더는 미용 적으로도 나쁜 영향을 미친다. 여성들은 어깨선이 드러나는 옷을 입을 때 튀어나온 승모근을 신경 쓰는데, 승모근이 솟은 이유도 등 때문이 다. 등이 굽으면 가슴이 처지고 팔뚝살이 생긴다.

만성 위장 장애가 있으면 등을 펴라

등이 굽으면 소화도 안 된다. 갈비뼈의 움직임도 제한된다. 갈비뼈 가 잘 안 움직이면 횡격막의 움직임도 제한되어 깊은 호흡보다는 짧 고 잦은 호흡을 하게 된다. 횡격막과 위장의 움직임은 밀접하게 관련 되어 있다. 횡격막은 호흡할 때 위아래로 오르내리면서 아래쪽에 있는 위장을 자극하여 위장이 잘 움직이도록 도와주는 역할을 하는데, 횡 격막의 움직임이 적어지면 위장의 움직임 역시 줄어들어 소화 장애를 일으킬 수 있다.

등을 쫙 펴고 복식호흡을 해보자. 숨을 들이마실 때 배가 불룩 나 오면서 횡격막이 최대한 아래로 내려가도록 한다. 반대로 내쉴 때는 배가 쑥 들어가면서 횡격막이 위로 올라가서 폐에 있는 공기를 밖으로 밀어낸다. 그러면 횡격막이 위장을 잘 마사지해서 유연하게 움직일 수 있도록 도와준다. 주위에 보면 숨도 제대로 못 쉬는 사람이 많다. 즉, 숨을 들이마실 때 가슴을 들어올리면 횡격막이 올라가고, 내쉴 때 가슴을 내리면 횡격막이 함께 내려가면서 숨을 쉬는 것이다. 이것을 '역설적 호흡(paradoxical respiration)'이라고 부른다. 호흡의 위아래가 뒤바뀌면 소화 장애뿐만 아니라 전신의 흐름에 악영향을 주어 건강을 해친다.

허리 디스크도 등 먼저 펴라

허리 디스크도 어찌 보면 등에서 왔다고 할 수 있다. 요추는 원래 앞뒤로 굽히게 설계돼서 회전하는 데는 취약하다. 몸통 회전은 흉추가 담당해야 하는 기능이다. 실제로 요추의 척추관절은 3~18도 정도만 회전이 가능하다. 반면 흉추는 35~50도까지 회전할 수 있다.

그런데 실제 대다수 사람들의 흉추는 굳어서 회전 기능을 담당하지 못하고, 요추가 대신 회전한다. 손가락으로 배꼽을 누르고 몸통을 돌려보면 몸통만 돌아가고 배꼽은 그 자리에 있어야 하는데, 배꼽이 따라 돌아가는 것을 알 수 있다. 허리가 무리하게 회전을 반복하면 척추관절에 무리가 가서 '후관절증후군(척추관절 통증)'을 일으킬 수 있고, 오랜 기간 등뼈가 굳은 허리뼈를 회전시키면 척추관절이 두꺼워져서 '척추관협착증'으로 이어질 수도 있다.

앞근육보다 뒷근육이 더 중요하다

정면을 향해 손바닥이 앞을 보도록 돌려 옆구리에 붙이고 서보자. 몸의 옆선, 즉 귓구멍에서 팔을 따라서 선을 그어보면 몸의 근육을 앞근육과 뒷근육으로 나누어볼 수 있다. 앞근육은 대흉근, 이두근 등 관절을 움직이는 근육이다. 주로 물건을 잡고 안으며 움직이는 역할을 한다. 뒷근육은 삼두근, 척추신전근, 햄스트링 등 자세를 유지하는 근육이다. 주로 잡았던 물건을 놓으며, 안고 있던 것을 놔주는 역할을 한다.

나이가 들수록 앞근육은 긴장되고 뒷근육은 늘어진다. 즉, 앞에서는 당기고 뒤에서는 못 잡아주니 자연스레 목은 앞으로 나오고 등은 굽고, 어깨는 안쪽으로 말리게 된다. 점점 노인의 자세가 되어간다. 이는 뇌의 기능과도 관련이 있는데, 뇌 기능이 떨어질수록 뒷근육의 기능도 떨어진다. 반대로 뒷근육을 발달시키는 것은 다시 젊음으로 돌아가는 길이기도 하다. 뒷근육을 강화시키면 몸이 다시 펴지고, 보폭도 넓어지고, 걸음걸이도 힘차게 변한다. 회춘하는 것이다.

피트니스에서 운동하는 사람들을 보면 안타깝게도 뒷근육은 놔두고 앞근육만 열심히 운동한다. '구부러져라'고 주문을 외우는 것 같다. 노인일수록 주로 뒷근육을 운동해야 한다. 비율로 따지면 8대 2 정도로 뒷근육 단련에 치중하는 것이 좋다. 노인뿐 아니라 현대인들 대부분은 스트레스에 짓눌린 채 앉아서 일을 하기 때문에 앞뒤 균형이 무너져 있다. 운동을 시작하는 사람은 3개월간 뒷근육만 단련하는 것이 좋다. 그다음에 서서히 앞근육을 단련해도 늦지 않다. 나이가 들수록 욕심을 버리고, 움켜쥐고 있던 것을 내려놓고 젊게 살라는 것이 신의 메시지다.

등 펴기 운동

거북목과 거북등을 동시에 교정하는 운동법이다.

① 팔을 들어 손바닥이 정면을 향하도록 한다.
② 팔을 당겨서 등 뒤에서 견갑골 사이를 좁힌다. 견갑골 사이의 거리는 일반적으로 15센티미터 이하가 정상이다. 이보다 벌어져 있다면 등이 굽은 상태라고 생각하면 맞다.
③ ② 상태에서 목을 뒤로 천천히 젖힌다. 등을 펴지 않고 목을 젖히면 목뼈의 위쪽(상부경추)만 꺾이기 때문에 반드시 등을 편 상태에서 운동을 해야 한다. 간혹 목을 젖힐 때 통증이 심해지는 경우가 있는데, 이때는 통증이 발생하기 전까지만 젖히면 된다.
④ 목을 천천히 젖힌 상태에서 10초간 유지하고 되돌아온다.

주의! 견갑골 사이를 붙이라고 하면 어깨가 으쓱 올라가는 경우가 많다. 가능하면 어깨를 아래로 당겨내려 목이 길어지는 자세가 좋다.

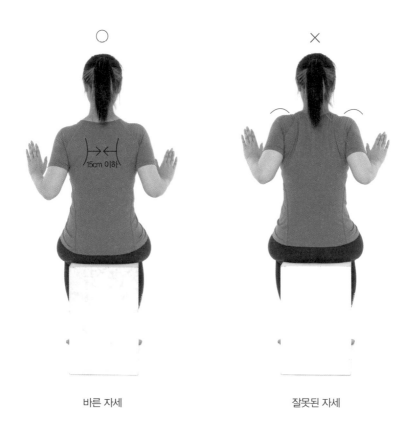

15cm 이하

바른 자세 · · · · · · · · · · · · · · · · · · · 잘못된 자세

노르딕 워킹

　노르딕 워킹은 핀란드의 크로스컨트리 스키 선수들이 눈이 없는 여름 시즌에 훈련하기 위해서 고안해낸 걷기 운동법이다. 우리나라에서는 잘 알려져 있지 않지만, 유럽과 일본 등에서는 선풍적인 인기를 끌며 즐기는 사람들도 많다. 노르딕 워킹은 스틱을 이용해서 걷는다. 인간은 보통 두 다리로 걷는데, 노르딕 워킹은 스틱을 이용하여 다리뿐만 아니라 어깨와 등의 뒷근육을 사용하여 네발보행을 한다. 당연히

등 근육과 어깨 근육을 많이 사용하므로 등이 쫙 펴진다. 또 스틱을 사용하기 때문에 무릎에 미치는 충격이 적어서 무릎통증이 있는 사람에게 좋고, 걸을 때 에너지 소모가 많기 때문에 다이어트에도 좋다.

갑자기 허리가 아플 때 하는
셀프 홈케어

갑자기 허리가 아프면 참 난감하다. 특히 밤이나 휴일에 아프면 병원도 문을 닫았고, 응급실로 가기엔 너무 과한 것 아닌가 싶어 망설여진다. 한편으로는 치료를 미루다가 오히려 병을 키우는 것은 아닌가 불안하기도 하다. 갑자기 허리가 아픈데 병원에 갈 수 없는 상황이라면, 어떻게 하는 것이 좋을까? 집에서 혼자 할 수 있는 치료법에 대해 알아보자.

일주일 푹 쉬어본다

의사들이 환자에게 절대로 이야기하지 않는 비밀 아닌 비밀이 있는데, 웬만한 허리통증은 그냥 놔둬도 일주일 정도 지나면 회복된다는 것이다. 왜 저절로 나을까? 원래 허리는 스스로 치유되는 능력이 강한 부위라서 큰 이상이 없다면 저절로 회복된다. 그러니 허리가 아플 때 너무 당황하지 말고, 가만히 누워서 휴식을 취하는 것도 방법이다. 다만 쉬는 동안 병을 악화시킬 수 있는 행동은 피하는 것이 좋다.

어떤 자세로 쉴까?

쉴 때 어떤 자세가 좋으냐고 질문을 많이 하는데, 정해진 자세는 없다. 본인이 느끼기에 가장 편안한 자세로 쉬면 된다. 바르게 눕는 것이 편하다면 바르게 누우면 되고, 옆으로 눕는 것이 편하면 그렇게 하면 된다. 통증을 유발하는 자세는 질병을 악화시킬 수 있다. 일반적으로 바르게 누워서 무릎 아래쪽에 부드러운 쿠션을 받치는 것이 허리에 무리를 적게 주는 자세다.

어떤 운동을 할까?

허리가 불편하면 스트레칭을 하거나 허리 주변 근육 강화 운동을 해서 극복해보려는 사람이 많다. 하지만 급성기에 스트레칭이나 강화 운동을 하는 것은 오히려 통증을 악화시킬 수 있다. 최소 일주일은 운동을 하지 말고, 가만히 쉬어주는 것이 더 좋다. 운동은 통증이 완전히 없어진 후에 재발 방지를 위해서 하는 것이지, 손상이 있는 상태에서 운동을 하면 오히려 악화될 수 있다. 통증이 좀 나아지면 일어나서 산책하듯 천천히 걷는 것도 도움이 된다. 천천히 보행할 때 척추와 근육은 제자리로 찾아 들어가기 때문이다.

약을 먹을까?

나는 약을 쓰지 않는 편이지만, 위의 경우에는 진통소염제를 사용하는 것도 고려해볼 만하다. 약은 근본적인 치료제는 아니지만 회복기에 통증을 줄여주고 이완 기간을 단축시켜주는 효과가 있기 때문에,

흔하게 구할 수 있는 진통소염제를 먹는 것도 괜찮은 방법이다.

온찜질 혹은 냉찜질

허리통증은 온찜질을 권한다. 일반적으로 무릎이나 팔꿈치는 급성기에는 냉찜질, 72시간 후에는 온찜질이 유리하지만, 허리통증의 경우 냉찜질은 허리 근육의 긴장도를 높일 수 있으므로 처음부터 온찜질이 좋다.

지체하지 말고 병원에 가야 하는 경우

자가치료를 하다가 오히려 병을 키우는 일도 종종 있다. 치료 시기를 놓쳐서는 안 되므로 다음 네 가지 경우를 유념해야 한다.

허리가 아픈데 팔다리 감각이 떨어지거나 힘이 빠진다

이런 경우 뇌졸중이나 다른 중추신경계 문제가 있을 수 있기 때문에 확률이 낮더라도 반드시 병원을 찾아야 한다.

갑자기 대소변 기능장애가 생겼다

대소변 장애는 설사나 변비를 뜻하는 것이 아니라, 대소변 보는 것을 잘 못 느끼거나 실금을 하는 경우 허리쪽 신경에 마비가 왔을 가능성이 있다. 신경의 마비는 치료 시기를 놓치면 추후 수술을 하더라도 후유증을 남길 수 있기 때문에 반드시 바로 병원으로 가야 한다.

사실 앞의 두 경우는 병원에 가지 말라고 해도 무서워서 바로 병원에 갈 수밖에 없는 증상들이다. 그런데 허리 디스크에서 문제를 일으킬 수 있는 가장 흔한 상황은 발목에 힘이 빠지는 것이다. 발목에 힘이 빠지는 경우 신경이 손상 단계에 이르렀다고 판단할 수 있으므로 반드시 수술 여부에 대한 검사가 필요하다. 일반적으로 정형외과, 신경외과, 재활의학과를 찾아서 진료를 받아야 한다. 문제는 정작 본인은 발목이 약해졌는지 잘 느끼지 못하고, 오히려 주위에서 다리를 질질 끌거나 전다고 이야기해줘서 병원에 오는 경우가 많다.

너무 아파서 꿈쩍도 못한다

병원을 찾게 되는 가장 흔한 경우다. 하지만 통증은 아무리 심해도 대부분 응급상황이 아닌 경우가 많다. 통증 자체로 후유증을 남기는 경우가 거의 없기 때문이다. 일반인들이 별것 아니라고 생각하는 증상이 아주 위험한 것일 수도 있고, 죽을 것처럼 아프고 불안한데 실제로는 그리 중요한 증상이 아닌 경우도 많다.

허리통증 셀프 홈케어 시 주의점

허리통증을 집에서 치료할 때는 다음 두 가지 사항을 주의해야 한다. 첫째, 허리통증이 2주 이상 지속된다면 병원을 찾아야 한다. 통증이 2주 이상 지속된다는 것은 근본적인 문제가 있을 가능성이 높다. 따라서 반드시 전문가와 상의해서 진단을 받아야 한다. 둘째, 앞에서 얘기한 '지체하지 말고 병원에 가야 되는 경우'를 숙지해야 한다. 괜찮 겠지 하고 시간을 지체했다가는 치료 시기를 놓쳐서 병이 악화되거나 후유증을 겪을 수 있기 때문이다.

허리통증,
디스크 때문만은 아니다

허리가 아프고 다리가 저리면 많은 사람들이 허리 디스크를 떠올린다. 하지만 허리통증, 다리저림을 주증상으로 하는 질환은 허리 디스크 말고도 많다. 실제로 허리 디스크는 전체 허리통증의 30퍼센트 정도밖에 안 된다. 나머지는 척추관협착증, 척추관절 문제(후관절증후군), 골반관절 문제(천장관절증후군) 등이 차지한다. 이 질환들 모두 허리가 아프고, 다리가 당기는 증상을 보이기 때문에 전문가들도 정확하게 진단하기가 쉽지 않다.

이런 질환들은 별개의 질환이라기보다는 건강했던 허리가 시간이 지남에 따라 퇴행성 변화를 보이며, 질병이 진행되는 단계마다 붙여진 질병명이라 할 수 있다. 예를 들면, 20대 때 허리 디스크가 있으면 퇴행성 변화가 빨리 진행돼서 50대가 되면 척추관절 문제를 일으키고, 60대가 되면 척추관절이 두꺼워지면서 척추관을 막아 척추관협착증을 일으키게 된다. 따라서 척추관협착증을 앓고 있는 환자는 당연히 허리 디스크와 척추관절 문제를 동시에 가지고 있는 것이다. 그러므로 협착증으로, 허리 디스크로, 척추관절로 인한 통증은 분리해서 치료해야 한다. 불행히도 MRI 등 정밀검사 방법은 통증의 선후관계와 원인을 정확하게 진단해내지 못하기 때문에 각각의 증상을 잘 관찰하여 통증의 원인을 찾아내야 한다.

허리 디스크

30대 남자가 무거운 물건을 들다가 허리에서 뚝 하는 소리가 나면서 통증이 심해 꼼짝도 못했다고 했다. 그리고 며칠이 지나 허리통증보다 왼쪽 다리의 당김 증상이 심해졌다면 허리 디스크를 의심할 수 있다.

허리 디스크는 척추 사이에 있는 디스크(추간판)가 튀어나와서 다리로 내려가는 척수신경을 누르는 질환이다. 좀 더 자세히 말하자면 디스크는 바깥쪽 테두리를 싸고 있는 질긴 섬유륜과 그 안쪽에 말랑말랑한 수핵이 자리 잡고 있는데, 질긴 섬유륜이 찢어지거나 늘어나면서 안쪽에 있던 수핵이 밀려나와 신경을 누른 상태를 말한다. 허리 디스크의 정확한 의학적 표현은 '수핵탈출증'이다.

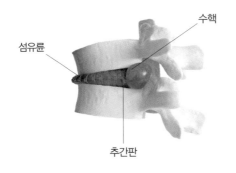

수핵

섬유륜

추간판

- 허리 디스크는 주로 20~30대에 생긴다. 나이가 50이 넘으면 디스크가 아닐 가능성이 높다. 나이 먹으면 디스크는 단단해지고 수핵은 딱딱하게 변해서 튀어나갈 수가 없다.

- 거울 앞에 서 보면 허리가 한쪽으로 휘어 있다. 이것은 신경이 압박을 받으면 본능적으로 몸을 비틀어 자극을 피하는 방어 자세다. 진료실에 들어오는 모습만 봐도 '허리 디스크 환자구나' 하고 알 수 있다.

- 앉으면 아프고, 걷거나 누우면 좀 낫다. 디스크는 일반적으로 허리를 앞으로 굽혔을 때 뒤쪽 방향으로 튀어나가기 때문에 앉아 있거나, 허리를 굽혀 물건을 들려고 하면 증상이 악화된다. 반면 서 있거나 허리를 뒤로 젖히면 디스크 압력이 감소해서 통증이 줄어드는 경향이 있다.

- 다리를 들어올릴 때(하지직거상 검사) 허리통증이 있으면 허리 디스크를 의심할 수 있다.

척추관협착증

60대 남자가 골반과 종아리가 아프다고 병원에 왔다. 서 있거나 걸으면 엉덩이 쪽이 뻐근해지고 종아리가 터질 것같이 아프다고 했다. 쪼그려 앉으면 통증이 없어져서 잠시 후 다시 걸을 수 있다고도 했다. 허리를 구부리면 나아지므로 점점 허리가 앞으로 굽어지는 것이다.

척추관협착증은 척수가 지나가는 구멍인 척추관이 협착되어 좁아지면서 척수나 척수신경을 압박해서 생기는 질환이다. 세월이 흐르면서 척추관절이 퇴행성 변화를 일으켜 두꺼워지면서 안쪽으로 밀고 들어와서 척추관이 좁아지거나, 척추관 안에 있던 인대와 연부조직들이 비후되면서 척추관이 좁아지는 것이다.

전형적인 척추관협착증 증상

- 척추관협착증이 생기는 나이는 대부분 60대 이상이다. 퇴행성으로 척추관이 좁아지는 질환이기 때문에 젊은 나이에는 찾아보기 힘들다.
- 서 있거나 걸을 때 통증이 심해지고, 앉아 있으면 완화된다.
- 통증은 주로 엉덩이 쪽과 종아리 쪽으로 오는데, 걸을수록 종아리가 터질 것 같아서 주저앉게 된다. 신기하게도 주저앉기만 하면 통증은 금방 사라진다.
- 다리를 들어올릴 때(하지직거상 검사) 통증이 심하지 않다.

척추관절(후관절증후군)

60대 여성이 늘 허리가 뻐근하고 아프다며 병원에 왔다. 증상은 아침에 잠자리에서 일어날 때, 그리고 앉았다 일어날 때 심해지는데 일어날 때는 허리가 뻐근하거나 잘 안 펴진다고 한다. 천천히 허리를 펴서 조금 움직이면 증상은 점점 좋아진다.

척추는 관절이 위쪽으로 두 개, 아래쪽으로 두 개가 서로 견고하게 연결되어 있다. 등의 중심선에서 양옆으로 관절이 있는데, 척추 뒤쪽에 있다고 해서 '후관절'이라고도 부른다. 골반은 중앙 부분에 엉치뼈가 있고, 양옆으로 두 개의 엉덩뼈가 서로 관절을 이루고 있는 형태다. 골반관절을 '엉치엉덩관절'이라고 부른다.

전형적인 척추관절증 증상

- 60대 이상에서 발생한다. 척추관절증은 척추관절의 퇴행성 변화로 생기기 때문에 젊은 사람에게서는 찾아보기 힘들다.
- 통증은 허리와 골반이 뻐근하고 가끔 다리 쪽이 당긴다.
- 허리를 뒤로 젖히면 통증이 악화된다. 아침에 잠자리에서 일어날 때 허리가 잘 안 펴지고, 오랫동안 앉았다가 일어날 때도 허리가 잘 안 펴진다.
- 척추관절을 손으로 누르면 날카로운 통증이 느껴진다.

골반관절

40대 여성이 갑자기 허리가 아파서 병원에 실려 왔다. 평소엔 괜찮다가 1년에 한두 번씩은 연례행사처럼 허리가 삐어서 꼼짝도 못한다고 한다. 1, 2주 고생하면 점차 허리 아래쪽, 엉덩이 부분이 아프고 다리가 저린다고 한다.

전형적인 골반관절증 증상

- 나이 상관없이 발생한다. 엉덩방아를 찧거나 출산 후에 흔히 발생한다.

- 통증이 전혀 없다가 갑자기 삐끗하면 꼼짝도 못할 정도다.
- 통증의 양상은 주로 골반관절 부위와 중둔근, 좌골 쪽에 있다. 심하면 사타구니 쪽이나 다리 옆면을 따라 뻗치기도 한다.
- 엎드려서 골반관절을 누르면 통증이 발생한다.

만져주면 허리통증이 사라지는
마법의 포인트 ① – 요방형근

여러 가지 원인 때문에 허리통증이 발생하지만, 그 원인이 무엇이든 효과를 보는 마법의 근육이 있다. 바로 '요방형근'이다. '허리네모근'이라고도 부르는 요방형근은 듣기에 생소하지만 허리 뒤쪽을 지탱하고 있는 근육이다.

요방형근은 요추 1~4번 횡돌기, 12번째 늑골 아래쪽, 골반의 위쪽에 붙는다.

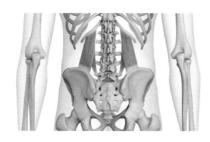

허리가 아픈 사람은 무조건 이 근육에 문제가 있다고 보면 된다. 왜냐하면 이 근육이 허리와 골반의 안정성을 담당하고 있기 때문이다. 허리가 아플 때 이곳을 마사지하면, 그 원인이 무엇이든 어느 정도는 좋아진다. 한편 허리가 아파서 병원에 가면 무조건 치료하는 곳이기도 하다.

미국의 제35대 대통령 케네디의 주치의였던 트라벨 박사는 허리통증의 주된 원인을 요방형근에 생기는 근막통증증후군이라고 명명했고, 이 근육에 통증 유발점이 생기면 허리통증과 함께 엉덩이 옆쪽, 뒤쪽으로 통증이 발생한다고 했다.

허리통증을 개선시키는 데 유용한 요방형근은 생각보다 만지기가 어렵다. 엎드려서 위에서 아래쪽으로 누르면 두터운 척추기립근과 겹쳐 있기 때문에 만지기가 쉽지 않다. 요방형근을 제대로 만지려면 옆으로 누워서 만져야 한다. 요방형근을 마사지하고, 스트레칭하는 것만으로도 허리통증을 개선시킬 수 있으므로 집에서 시도해보기 바란다.

요방형근 마사지

① 아픈 허리 쪽이 위로 가도록 옆으로 눕는다.

② 옆으로 누워서 아래쪽 다리는 구부리고 위쪽 다리는 편다. 이렇게 눕는 것만으로도 요방형근이 스트레칭 돼서 좋아지는 경우도 있다.

③ ②의 자세에서 엄지손가락으로 위에서 아래 방향으로 옆구리 쪽을 눌러보면 통증이 느껴지면서 단단한 것이 만져지는데, 바로 척추뼈의 횡돌기다. 횡돌기에 요방형근이 붙어 있다고 생각하면 된다.

④ 통증이 느껴지는 부위를 엄지손가락으로 돌리듯 부드럽게 마사지한다. 통증이 심해지지 않도록 주의한다. 통증 부위가 두세 군데일 수도 있으므로 옆구리 위에서 아래까지 꼼꼼히 찾아서 마사지한다.

⑤ 한 지점당 1분 정도 마사지해서 눌러도 통증이 안 느껴질 때까지 하면 된다.

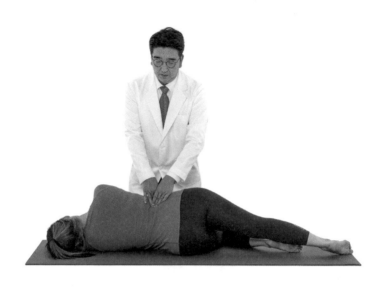

요방형근 스트레칭

① 똑바로 누워 양 무릎을 세우고, 양손은 목뒤에 놓는다. 이 자세는 늑골을 끌어올려서 스트레칭 효과를 극대화시킨다.

② 천천히 심호흡을 하면서, 숨을 들이마실 때 한쪽 다리를 들어 반대편 다리 위로 올린다.

③ 숨을 내쉬면서 위쪽 다리로 아래쪽 다리를 끌어당긴다. 당기는 방향은 안쪽, 그리고 아래쪽으로 스트레칭해야 한다. 최대한 스트레칭 된 근육을 느끼면서 5초간 유지한다.

④ 다리를 바꿔서 스트레칭한다.

요방형근은 어떤 때 문제가 생기는가? 물론 안 좋은 자세와 습관 때문에 요방형근에 근막이 손상되고, 통증 유발점이 생기기도 하지만 대부분 대둔근이 약할 때 발생한다. 대둔근이 허리골반을 강력하게 지탱하지 못하면 허리 근육이 대신 일을 해야 하기 때문이다. 따라서 평소 스쿼트 등으로 대둔근을 강화시키는 것이 허리통증을 개선해주는 근본적인 방법이다.

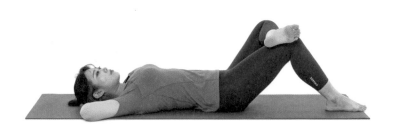

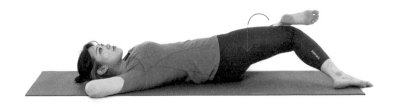

만져주면 허리통증이 사라지는
마법의 포인트 ② - 장요근

허리통증이 있을 때 무조건 문제가 생기는 근육이 요방형근이라면, 허리통증을 일으키는 근본 원인은 바로 장요근이다. 허리 삐끗해서 통증이 있는 것도 범인은 장요근이고, 허리 디스크도 사건의 발단은 장요근일 가능성이 많다.

모든 사건이 그렇듯이 피해자는 소리를 지르지만 범인은 그 자리에 없다. 범인은 사건현장에서 벗어나 어디선가 숨죽이고 숨어 있게 마련이다. 장요근도 허리통증을 일으키는 원인이 되지만, 정작 장요근 자체는 통증이 없다. 게다가 뱃속 깊은 곳에 숨어 있어서 찾기도 힘들다. 그래서 의사들조차도 허리통증의 원인이 장요근에 있다는 것을 눈치 채지 못하는 경우가 많다.

범인을 못 잡으면 사건이 계속 일어나는 것처럼 보이는 곳의 허리통증만 치료하고, 그 원인이 되는 장요근은 치료하지 않으니까 통증이 자꾸 재발하는 것이다.

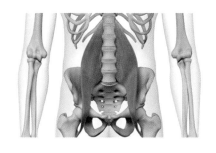

장요근은 뱃속 깊은 곳에서 척추의 앞쪽에 넓게 위치해서 척추를 지탱해주는 근육이다. 거리상으로는 등 쪽에서 가깝지만 척추뼈가 가로막고 있기 때문에 등 쪽에서 만질 수가 없다. 장요근을 만지려면 배 쪽에서 등을 향해 깊숙이 눌러야 한다.

장요근은 오른쪽, 왼쪽 균형이 중요하다. 균형이 안 맞으면 강한 쪽으로 척추와 디스크가 당겨지게 되는데, 이 때문에 허리 디스크가 발생하는 경우가 많다. 또 장요근의 위치를 보면 뱃속에서 서혜부를 따라 내려와서 대퇴골에 붙기 때문에 허리통증뿐만 아니라 서혜부, 사타구니 통증도 발생한다.

내 장요근은 괜찮은가?

걸을 때 오른쪽, 왼쪽 다리의 보폭이 다른 경우가 있는데, 이런 경우 보폭이 좁은 쪽의 장요근에 문제가 있다고 의심할 수 있다. 장요근은 다리를 앞쪽으로 들어주는 근육이기 때문에 장요근이 약해지면 보폭을 넓게 내딛을 수 없다.

오래 앉아 있다가 갑자기 일어서면 한동안 허리를 잘 못 펴는 사람이 있다. 장요근은 허리를 펴는 역할을 하기 때문에 장요근에 문제가 생기면 갑자기 허리를 펴는 동작이 힘들어진다.

장요근 근육 테스트

장요근은 양쪽 모두 건강해야 한다. 한쪽이 문제가 있으면 불균형이 생겨서 척추와 골반을 비틀게 된다.

① 바르게 앉아서 한쪽 다리를 제기차기하듯 든다. 넘어지지 않게 손으로 의자를 붙잡는다.
② 검사자는 무릎 안쪽에 손을 대고 45도 아래쪽 바깥쪽으로 누른다.
③ 반대쪽 다리를 체크한다.
④ 강해야 하는 근육이 약해져 있다면, 장요근 이상을 의심한다.

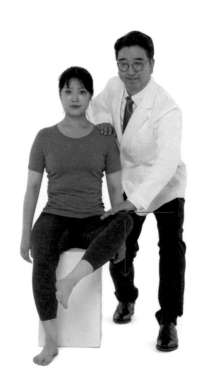

장요근 마사지

① 바르게 누워, 편안히 숨을 쉬면서 배의 힘을 뺀다.

② 무릎을 배 쪽으로 구부리면 복근이 이완되면서 깊게 마사지가 가능해진다.

③ 숨을 내쉬면서 손끝을 깊게 눌러 척추뼈 앞쪽에 있는 장요근을 만진다.

④ 장요근은 흉추 12번부터 요추 5번까지 넓게 분포하므로 복부 위쪽부터 아래쪽까지 골고루 마사지한다.

＊복강 내 지방이 많거나 장이 안 좋은 경우, 누를 때 통증이 있을 수 있다. 그런 경우에는 너무 세게 누르지 않는다.

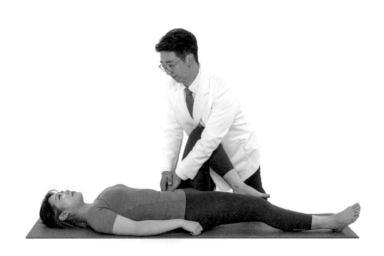

허리 디스크와 척추관협착증은
어떻게 다른가

허리 디스크와 척추관협착증은 병원을 찾는 허리통증 환자의 대부분을 차지한다. 두 질환은 허리가 아프고 다리가 당긴다는 공통점이 있지만 원인도 다르고, 경과와 치료법도 다르다. 따라서 두 질환을 구분하는 것은 매우 중요하다.

원인이 다르다

허리 디스크는 디스크의 바깥 테두리를 이루고 있는 섬유륜이라는 질긴 조직이 찢어지거나, 또는 늘어나면서 디스크 안쪽에 있던 말랑말랑한 수핵이 섬유륜의 찢어진 틈 사이로 탈출해서 다리로 내려가는 척수신경을 누르는 상태를 말한다. 정확한 병명은 '수핵탈출증'이다. 탈출한 수핵이 척수신경을 누르기 때문에 허리통증 외에 다리 당김 증상이 나타난다. 튀어나온 수핵은 시간이 지나면 점차 작아져서 회복되게 된다.

척추관협착증은 척추를 오랫동안 무리하게 사용해서 척추뼈가 자라거나 인대가 두꺼워지면서 척추관이 좁아지게 되는 것이다. 척추관이 협착되면, 그 안을 지니기는 척수나 척수신경이 입박을 받으면서 증상이 발생한다. 한번 좁아진 척추관은 다시 넓어지지 않고, 점점 좁아지는 경향이 있다.

증상이 다르다

발병 나이

허리 디스크는 주로 젊은 사람에게 많다. 디스크 안의 수핵이 섬유륜을 찢고 탈출하는 병인데, 50대 이상이 되면 디스크가 딱딱해져서 튀어나오는 경우가 줄어든다. 반대로 협착증은 퇴행성으로 인하여 발생하는 것이므로 젊을 때 생기는 경우는 드물고, 50대 이상이 90퍼센트를 차지한다. 20, 30대는 디스크, 50대 이상은 협착증 이렇게 생각하면 거의 맞다.

발현 자세

둘 다 허리가 아프고 다리가 당긴다. 하지만 디스크는 주로 앉아 있을 때 다리가 당기고, 협착증은 서 있거나 걸을 때 엉덩이와 종아리가 당긴다.

다리를 들어보자

이 검사법은 '하지직거상 검사'라고, 병원에서 허리 디스크를 진단할 때 많이 사용한다. 환자가 바르게 눕는다. 검사자는 환자의 다리를 천천히 들어올리는데, 무릎이 구부러지지 않도록 조심한다. 정상적으로는 90도, 유연성이 떨어지는 사람의 경우 70도 이상 통증 없이 다리가 올라가야 한다. 만약 다리를 올릴 때 다리 당김이나 허리통증이 심해지면 허리 디스크를 의심할 수 있다. 반면 척추관협착증은 다리를 올려도 증상의 변화가 없는 경우가 많다.

몸을 앞으로 숙여보자

허리 디스크는 몸을 앞으로 숙이면 디스크가 더 튀어나와서 증상이 심해질 수 있다. 그래서 바른 자세로 허리를 펴고 있는 것이 덜 아프다. 척추관협착증은 허리를 뒤로 젖힐수록 척추관이 좁아지므로 점점 몸을 앞으로 숙이게 된다. 경사로 올라가면 허리가 앞으로 숙여지므로 편하고, 내려갈 때는 허리가 젖혀져 증상이 심해진다.

치료방침이 다르다

예후가 다르다

허리 디스크는 3개월 정도 지나면, 근본 원인이 없는 경우 점차 회복된다. 반면 척추관협착증은 퇴행성 변화로 생기는 것으로 점차 진행된다. 디스크는 지나가는 병, 협착증은 진행되는 병이다.

치료 목적이 다르다

허리 디스크는 병이 회복되는 동안 통증을 개선시키는 치료를 하고, 재발의 원인이 되는 나쁜 습관이나 무리한 운동을 자제하며, 증상이 좋아지면 운동을 해서 예방하면 된다. 척추관협착증은 일단 통증을 개선시키고, 질병의 진행을 막기 위해서 무리한 운동을 피하며, 가벼운 재활운동을 꾸준히 하면 된다. 디스크는 증상 개선 및 재발 방지가 목적이며, 협착증은 증상 개선 및 악화 방지가 목적이다.

수술하는 경우도 다르다

수술을 해야 하는 경우도 조금 다르다. 허리 디스크의 경우 대부분 수술은 필요 없다. 가끔 마비가 와서, 발목에 힘이 빠지면 후유증이 남을 수 있으므로 수술을 해야 한다. 척추관협착증은 잘 걸을 수 있느냐가 관건이다. 보통 걸을 때 종아리가 터질 것 같은 증상 때문에 주저앉아서 쉬었다 가야 하는데, 100미터도 못 가고 쉬어야 한다면 일상생활에 지장이 있기 때문에 수술을 고려해야 한다. 디스크는 마비가 오면 수술하고, 협착증은 100미터도 못 걸으면 수술한다고 보면 된다.

수술하면 완치되는가?

디스크 수술을 해도 근본 원인, 즉 나쁜 자세나 습관, 무리한 운동이 개선되지 않으면 다시 디스크가 발생할 수 있다.

척추관협착증은 수술할 때 좁아진 부분을 열어주고 나사로 고정하기 때문에, 그 부위가 재발이 된다기보다는 수술하고 나서 몇 년이 지나면 수술 부위 위아래 쪽에 새로운 척추관협착증이 발생하는 경우가 있어서 가능한 한 수술을 미루는 것이 좋다.

허리 디스크에 대해
가장 많이 하는 질문

30대 여성이 진료실로 들어왔다.

"선생님, 제가 허리 디스크 같은데 수술을 해야 할까요? 무서워 죽겠어요."

"자, 침착하시고 어디가 어떻게 아픈지 자세히 말씀해보세요."

"제가 2주 전에 무거운 물건을 들다가 허리에서 뚝 소리가 나면서 이틀간 꼼짝도 못했어요. 이틀이 지나니까 허리 아픈 것은 좀 좋아진 것 같은데, 갑자기 왼쪽 다리가 당겨서 못 참겠어요. 누웠다가 일어나기도 힘들고, 앉아 있기도 힘들어요."

"서서 걸어 다닐 때는 어때요?"

"일단 서기만 하면 걸어 다니는 것은 다닐 만해요."

"증상과 이학적 검사, 그리고 가지고 오신 MRI를 보면 허리 디스크에 합당한 소견입니다."

Q1. 수술을 받아야 하나요?

그럴 필요는 없어 보여요. 일반적으로 허리 디스크 환자 중 수술이 필요한 경우는 5퍼센트 미만입니다. 환자분 증상이 심하지 않고, 마비가 돼서 힘이 빠지는 부분이 없으니 당장 수술을 고려할 필요는 없고, 비수술적인 치료를 하면서 상태의 추이를 지켜보면 될 것 같습니다.

Q2. 비수술적인 치료는 어떤 것인가요?

약물치료, 물리치료, 그리고 주사치료가 있습니다. 약물치료는 진통소염제가 주된 약물이고, 견인치료라고 허리를 당겨서 디스크의 음압현상을 이용하여 튀어나온 디스크가 다시 들어가도록 도와주는 치료입니다. 그다음은 주사치료인데, 허리 디스크의 주사치료는 병원마다 거의 비슷합니다. '신경근차단술'이라고 해서 디스크가 신경을 눌러서 염증을 일으키고 있는 부위에 직접 약물을 주입하는 방법입니다.

Q3. 주사를 맞으면 완치되는 건가요?

주사를 맞는다고 해서 튀어나온 디스크가 원상 복구되는 것은 아닙니다. 신경을 눌러서 염증이 생긴 부위가 줄어들면 허리통증과 다리 당김 증상이 개선되고, 장기적으로 튀어나온 디스크를 축소시켜서 증상이 좋아지는 기능이 있습니다.

Q4. 완치가 아니라면 꼭 주사를 맞아야 할 필요가 있을까요?

일반적으로 허리 디스크는 3개월 정도 허리를 잘 아끼면 증상이 대부분 회복되는데, 통증이 심하기 때문에 그동안 참고 견디기는 힘듭니다. 일상생활이 힘들고 통증이 심해서 수술을 선택하는 사람들도 있을 정도입니다. 주사를 사용하는 이유는 회복되는 동안 증상을 개선시키고, 또 회복을 빠르게 하기 위해서입니다.

Q5. 그렇다면 3개월 지나면 저절로 낫는다는 말인가요? 제 친구는 허리 디스크로 몇 년째 고생한다고 하던데….

허리 디스크가 튀어나왔을 때 이론적으로 3개월 정도 지나면 회복기로 접어듭니다. 튀어나온 디스크는 영양 공급이 끊어지기 때문에 시간이 지나면 쪼그라들어서 작아지게 마련입니다. 디스크가 줄어들면 압박도 줄어들어, 통증이 감소할 가능성이 높아집니다. 하지만 이것은 허리를 잘 관리했다는 전제가 있을 때 이야기입니다. 자세가 안 좋거나 무리한 운동을 계속하는 등 디스크를 악화시키는 근본 원인이 해결되지 않는다면, 통증은 지속되거나 오히려 심해질 수 있습니다.

Q6. 어떤 운동을 하면 좋아질까요?

불이 나면 일단 불부터 끄는 것이 순서겠지요? 그다음 불이 난 원인을 찾아서 재발을 방지하고, 예방을 위한 교육을 실시합니다. 만약 불이 활활 타고 있는데, 옆에서 소방예방 교육을 하고 있다면 말이 안 되는 것이지요.

허리 디스크도 마찬가지입니다. 디스크가 튀어나온 것은 불이 난 상태와 같습니다. 일단 총력을 기울여서 통증을 감소시키고, 환자가 일상생활을 할 수 있도록 도와주어야 합니다. 이때 운동은 삼가야 합니다. 하더라도 허리 디스크에 무리가 가지 않는 한도에서 새활운동을 해야 합니다. 디스크가 터졌는데 허리 근육 강화시키려고 윗몸일으키기를 한다면, 디스크 증상은 오히려 심해질 수 있습니다.

Q7. 그럼 운동은 언제까지 쉬어야 할까요?

디스크는 3개월 정도 지나면 회복기에 들어갑니다. 이때부터는 운동을 조금씩 늘려서 할 수 있습니다. 그리고 디스크의 원인, 즉 잘못된 자세나 습관을 고치기 위해 노력해야 합니다. 허리 근육 강화훈련도 증상이 완전히 없어진 후에 하는 것이 좋습니다. 하지만 증상이 없어졌다고 해서 재발 가능성이 사라지는 것은 아닙니다. 찢어진 디스크가 완전히 아무는 데는 적어도 2년 이상이 소요된다고 합니다. 2년 동안은, 아직 안심하기에 이르다는 말입니다.

Q8. 튀어나온 허리 디스크가 들어가는 운동법은 없을까요?

'엎드려서 하늘 보기' 운동이 있습니다. 이 운동은 1950년대 매켄지라는 사람이 고안해서 매켄지 운동법이라고 부르는데, 단순하지만 매우 효과적이어서 병원에서도 많이 권장하고 있습니다.

엎드려서 하늘 보기

① 엎드려서 팔로 받치고 상체를 들어올린다.

② 코로 숨을 마시면서 목과 허리를 천천히 뒤로 젖힌다.

③ 허리 주위 근육에 힘을 빼고 척추를 C자 모양으로 5초간 유지

한 뒤 천천히 되돌아온다.

주의! ③의 자세를 취할 때 통증이 있는 사람은 척추관절에 문제가 있을 수 있으므로 피하는 것이 좋다.

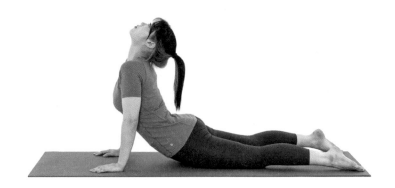

척추관협착증에 대해
가장 많이 하는 질문

"선상님, 허리가 아파서 죽겠어요."

참외로 유명한 성주에서 올라오신 아주머니다. 60대 초반이지만 농사일을 많이 해서 그런지 주름이 깊다.

"어떻게 아프신데요?"

"조금만 걸을라고 하면 엉치가 빠질라구 해요. 그리고 종아리가 터질 것 같아서 몇 자국 걷지도 못하겠어요."

"못 걸으면 좀 쉬었다 가세요?"

"그렇지. 종아리가 터질 것 같다가도 좀 쭈그리고 앉아 있으면 신기하게도 금세 안 아프다니까? 그런데 또 걸으면 마찬가지여."

"언제부터 그러셨어요?"

"한 3년 전에는 엉치가 아프기는 했어도 그래도 걸을 만은 했거든? 그런데 요새는 조금만 걸어도 아파서 자주 주저앉아야 혀. 이러다 허리가 앞으로 휘어서 꼬부랑 할머니가 되겄어."

"얼마나 걸으면 한 번씩 쉬시나요?"

"글쎄, 요즘 좀 심할 때는 종아리가 터질 것 같아서 여남은 발짝도 못 걷고 주저앉는 것 같아."

"증상과 이학적 검사, 그리고 가지고 오신 MRI를 보면 척추관협착증에 합당한 소견입니다."

Q1. 지난번 병원에서는 수술하자고 하는데, 안 하면 안 되겠는가?

척추관협착증은 허리 디스크와 달리 퇴행성 변화로 인하여 생기기 때문에 세월이 흐를수록 증상이 심해지는 경향이 있어요. 환자분이 만약 100미터도 걷기가 힘들다면 수술을 고려해보는 게 좋아요. 100미터도 못 걷는다는 것은 집 안에서도 돌아다니기 힘들 정도로 일상생활에 지장이 있다는 것이거든요. 그러니 금방 못 걸어서 생기는 건강 문제 때문에 수술을 고려해야 해요.

Q2. 다른 방법은 없겠는가? 수술하기는 싫은디?

수술하기 좋아하는 사람이 어디 있겠어요. 다 하기 싫지. 다만 어떤 것이 환자분에게 더 유리한지 최선의 선택을 하는 것이 중요하죠. 만약 환자분이 수술을 못 하겠다고 하시거나, 수술이나 마취를 할 수 없는 건강상태라면 차선책으로 비수술적 치료를 고려할 수 있어요.

Q3. 나는 증상이 심할 때만 가끔 못 걷고, 보통 한두 정거장은 걸어 다니거든. 그럼 수술 안 해도 되는 거 아녀?

그럼 일단 비수술적인 치료를 해보고, 효과가 없거나 세월이 흘러 증상이 심해지면 그때 수술을 고려해보는 것도 좋아요. 비수술적인 치료는 주로 주사치료를 하는데, 약물을 이용해서 압박 부위를 풀어준다고 생각하시면 돼요. 하지만 세월이 흐르면 척추관은 점점 좁아지는 경향이 있어요. 압박 부위를 풀어줘도 다시 재발할 수 있어요.

Q4. 그럼 수술하면 틀림없이 완치가 되는 거지?

꼭 그런 것도 아니에요. 수술해서 압박된 척추관을 열어주면 그 부위는 신경의 압박이 풀리지만, 척추관협착이 꼭 그 부위에만 있는 것이 아니거든요. 몇 년 지나면 수술한 부위 위쪽이나 아래쪽에 또 척추관협착이 생겨서 증상이 나타나는 경우가 있어요. 그러면 재수술을 해서 새로 협착이 생긴 부위를 열어줘야 돼요.

Q5. 종아리가 터질 듯 아픈데도 참고 걸어야 하나?

종아리가 아파도 걸으셔야 해요. 안 걸으면 금방 건강을 잃기 때문이에요. 그런데 걸을 때 종아리가 아프면 안 아픈 범위에서 나누어 걸으면 돼요. 만약 20분 걷고 아프다면, 15분씩 하루 세 번 걸으면 돼요. 몇 발자국 걷기도 힘들다면, 집에서 자전거라도 타셔야 해요.

Q6. 척추관협착증이 좀 안 아프게 하는 운동법은 없을까?

골반을 쭉 펴는 방법이 있어요. 큰 수건만 한 장 있으면 되니 어렵지 않습니다. 꾸준히 하면 효과를 볼 수 있으니 꼭 해보시기 바라요.

골반 스트레칭

① 바르게 누워 다리를 어깨너비로 벌리고 무릎을 구부린다.

② 큰 수건을 말아서 골반 아래쪽에 받친다. (허리띠보다 아래쪽에)

③ 한쪽 무릎씩 번갈아 구부려 당겨서 가슴에 붙인다. 각각 20초씩
유지한다.

④ 이번에는 양쪽 무릎을 한번에 구부려 당겨서 가슴에 붙인다. 30
초간 유지한다.

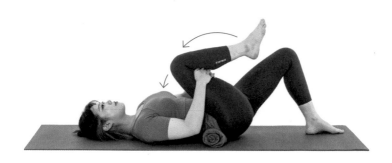

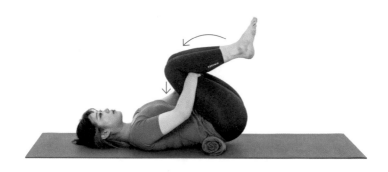

꾀병도 아닌데
추석 때만 아픈 허리

"선생님, 추석 연휴는 잘 보내셨어요?"

몇 년째, 아플 때마다 병원에 오시는 단골 아주머니다.

"선생님, 제가 이번 추석 명절에 허리가 아파서 고생을 많이 했어요. 추석 때 고향에 다들 모여서 차례를 지내기로 했는데…. 연휴 바로 전날 갑자기 허리가 삐끗해서 꼼짝을 못하겠는 거예요. 급한 대로 동네 병원에 가서 엑스레이를 찍어봤는데 뼈에는 이상이 없다지 뭐예요! 약만 받아서 돌아왔는데 약을 먹어도 별 차도가 없네요. 일어나기도 힘든 몸을 이끌고 고향까지 가기는 했는데, 결국 연휴 내내 차례 준비하는 거 돕지도 못하고 방에 누워만 있었어요.

시어머니하고 시누이가 '병원에서도 이상이 없다고 했다면서…' 하면서 곱지 않은 눈으로 바라보는 것 같아서 민망하기 짝이 없었어요. 사실 작년 추석 때도 똑같은 증상으로 누워 있었거든요. 제가 꾀병을 부리는 것도 아닌데 왜 중요한 때만 이런 병이 생기는지 모르겠어요."

허리가 왜 아픈 걸까요?

골반을 뒤쪽에서 보면 가운데 엉치뼈(천골薦骨)가 있고, 양옆으로 두 개의 엉덩뼈(장골腸骨)가 서로 관절을 이루고 있다. 이 관절을 '엉치 엉덩관절(천장관절)'이라고 하고 허리띠 근처 10센티미터 간격으로 양쪽에 있다. 평상시에는 견고하게 붙어서 움직이지 않지만, 어떤 원인에 의해서 엉치엉덩관절이 틀어지면 주위 근육과 인대가 긴장해서 통증을 일으킨다.

엉치엉덩관절이 틀어지는 원인은 주로 잘못된 자세나 습관, 그리고 엉덩방아를 찧는 등 외상에 의해서 발생할 수 있고, 여성의 경우 출산할 때 골반인대가 느슨해져서 벌어졌다가 다시 제자리로 돌아갈 때 생긴다.

왜 병원에서는 진단이 안 되는 걸까요?

골반 틀어짐의 문제는 비틀리는 힘(torque) 때문에 생기기 때문에 엑스레이로는 진단하기 어렵고, 많이 진행된 상태가 아니라면 MRI에서도 진단이 쉽지 않다. 이런 경우는 경험 많은 전문가가 손으로 만져보고 진단해야 한다.

왜 추석 때만 이런 증상이 나타날까요?

골반이 틀어지는 이유 중 하나가 과로나 스트레스로 인하여 부신기능이 떨어진 것이다. 부신 기능이 떨어지면 엉치엉덩관절을 지탱하고 있는 인대가 느슨해져서 쉽게 골반이 틀어질 수 있다. 추석 때가 되면 밤낮의 기온차가 커지게 되는데, 환절기도 몸에 미치는 영향은 크다. 그래서 봄철, 가을철 환절기 때 골반이 틀어지는 경우가 많다. 꾀병이 아니라 기온변화에 명절 스트레스가 더해져 몸이 문제를 일으키는 것이다.

어떻게 하면 나을까요?

틀어진 골반을 바로잡을 수 있는 방법은 없을까? 집에 있는 수건을 이용해보자. 수건을 5번 접으면 10센티미터 정도의 두께가 되는데, 수건을 통증이 있는 골반관절 부위에 받치고 눕는 것만으로도 응급처치가 될 수 있다. 골반관절은 허리띠 라인에서 양쪽으로 10센티미터 간격을 두고 있다. 일반적으로 허리통증은 가운데 있는 것 같지만, 양쪽을 잘 비교해보면 한쪽이 아픈 경우가 대부분이다. 통증이 있는 골반관절 부위에 수건을 받치고 바르게 누워서 10분 정도 있으면 통증이 가라앉고, 긴장된 주위 근육이 풀려서 통증의 개선을 기대할 수 있다. 명절 연휴처럼 병원을 찾기도 어려울 때 집에서 쉽게 시도해볼 수 있는 방법이다.

허리 아픈데 골프 약속을
취소해야 할까요?

"MRI 찍었더니 허리 디스크라는데 골프를 쳐도 되나요?"

참 많이 듣는 질문이다. 나의 대답은 "그때그때 달라요"다. 똑같은 병이어도 증상이 다르고, 어떤 날은 골프를 치니까 허리가 개운해지는 경우도 있고, 또 어떤 날은 라운딩 뒤에 허리통증이 심해지기도 한다.

의학적 관점에서 골프는 비대칭적인 운동이고, 허리와 골반을 반대 방향으로 꼬아서 스윙을 하기 때문에 허리 건강에 악영향을 미치는 것으로 알려져 있다. 그래서 많은 의사들이 허리가 아픈 환자들은 골프를 안 치는 것이 좋다고 조언한다. 골프를 좋아하는 사람들에게는 청천벽력 같은 소리다. 하지만 임상에서는 골프를 치면서 고질적인 허리통증이 호전되었다는 사람도 심심치 않게 본다. 그러기에 MRI상의 소견이나 단순한 병명만 가지고 골프를 쳐라, 마라 하기에는 무리가 있다.

골프를 쳐야 할지 말아야 할지의 결정은 다분히 본인의 증상에 달려 있다. 기본적으로 골프를 치는 동안 허리통증의 증상이 악화됐다면 최소한 그날은 라운딩을 중단하는 것이 옳다. 한편 골프 칠 때는 전혀 안 아팠는데, 라운딩이 끝나고 나서 허리가 아파 며칠 동안 고생했다면 허리가 어떤 상태인지 정확하게 진단해보고 결정해야 한다.

어떤 동작을 할 때 아픈가?

허리가 아픈 원인을 세 가지로 나누어보자면 첫 번째 허리, 골반 주위의 근육과 인대 문제, 두 번째 허리 디스크 문제, 마지막으로 척추관협착증 문제를 생각해볼 수 있다. 일반적으로 스윙할 때 허리가 뜨끔하거나 홀컵에서 공을 꺼낼 때 허리골반이 찌릿한 증상은 허리골반의 인대 문제일 가능성이 높다. 이런 증상의 60대 이상 장년층이라면 '후관절증후군' 등 척추관절의 퇴행성질환도 생각해봐야 한다. 허리 디스크는 허리통증보다는 다리가 당기거나 저리는 것이 주된 증상이다. 또, 이 증상은 스윙할 때보다는 그냥 집에 앉아 있을 때 오히려 더 심해지곤 한다.

한편 장년층 골퍼가 필드를 걸을 때 종아리가 터질 것 같은 통증이 있어서 잠시 앉아서 쉬어가야 한다면, 척추관이 좁아져 신경을 누르는 '척추관협착증'을 의심할 수 있다.

골프를 치면 증상이 악화될까?

만약 허리통증이 심해서 걷기도 힘든 상태라면, 주위에서 골프를 치라고 해도 어차피 못할 것이다. 문제는 골프를 칠 수는 있는데, 골프를 치면 과연 증상이 악화될 것인지가 궁금하다. 골프 약속은 계속 잡히는데, 이것을 강행해야 할지 미루어야 할지 고민되기 때문이다.

허리 디스크의 경우 증상이 심하지 않고, 골프 칠 때 증상이 악화되지 않는다는 전제하에 무리하지 않고 치는 것은 허용된다. 그 정도면 골프를 한다고 해서 허리 디스크가 악화되지는 않을 것이다. 다만 허리를 숙여서 공을 집거나 내리막에서 내려올 때 복압이 증가해서 디스크 증상이 악화되는 경우가 있으니 조심해야 한다. 척추관협착증은 필드를 걸어 다니기 힘들어서 그렇지 골프를 친다고 당장 더 심해지지는 않는다. 그러므로 카트를 이용해서 걷는 거리를 줄인다면 골프를 즐겨도 무방하다. 다만 스윙을 너무 크게 지속하면 척추관절에 무리를 주어 향후 척추관협착증이 악화될 수 있으니 과격한 스윙은 하지 않는 것이 상책이다. 또 골반 허리의 인대가 삐끗한 경우에는 큰 병은 아니지만, 골프를 치면 증상이 악화되는 경우가 많으므로 가능하면 쉬어주는 것이 현명한 방법이다. 다행히 다른 질환에 비해 근육과 인대의 문제는 대부분 1, 2주면 좋아지는 경향이 있으므로 잘 쉬고 관리하면 다시 골프를 즐길 수 있다.

골프는 양껏 치는 것도 중요하지만 나이 먹어서까지 오랫동안 즐기는 것이 더 중요하다. 과격하게 스윙을 하거나 하루에 2라운드를 한다면 멀쩡하던 허리도 문제가 생긴다. 몸이 허락하는 만큼 사용하는 것이 오랫동안 허리통증 없이 골프를 즐길 수 있는 방법이다.

원인 모를 허리골반 통증,
범인은 엉덩이?

"선생님, 제가 허리가 아프고 다리가 저려서 MRI를 찍어봤는데, 허리에는 전혀 이상이 없다고 하네요. 그런데 저는 불편하거든요. 오래 앉아 있기도 힘들고, 허리를 앞으로 숙일 때는 아파서 꼼짝도 못하는 경우도 있어요."

"그런 경우에는 엉덩관절이나 천장관절에 문제가 있는지 점검해 보는 것이 좋아요. 그쪽에 문제가 있어도 유사한 증상이 나타날 수 있거든요."

엉덩이는 몸의 중심에 있다. 위로는 척추를 받치고 있고, 아래로는 고관절과 연결되어 다리로 이어진다. 그래서 엉덩이를 인체의 허브라고 부른다. 엉덩이가 얼마나 건강하느냐에 따라 전신 체형과 증상이 달라진다. 병원에 가 보면 흔히 골반이 틀어져 있다는 말을 듣게 되는데, 정작 골반에는 별다른 증상이 없는 경우가 많아서 무시하고 지나가게 된다. 하지만 장기적으로 보면 틀어진 골반으로 인하여 척추가 틀어지고, 고관절 각도도 안 맞게 되어 허리통증, 무릎통증, 목통증 등을 일으킨다. 엉덩이 자체에는 증상이 없어도 원격으로 여러 가지 증상을 일으키게 되는 것이다. 이것을 막기 위해 엉덩이 주위에 우리 몸 전체 근육의 70퍼센트 정도가 집중되어 있는 것이다.

"일단 누워보세요. 몇 가지 테스트를 해보죠."

'4'자 테스트 : 엉덩관절, 골반관절의 건강상태 검사

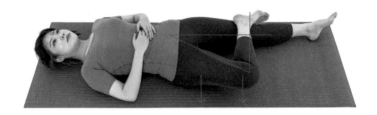

① 바르게 누워서 오른쪽 발목을 반대쪽 무릎 위에 올려놓는다.

② 오른쪽 다리를 바깥쪽으로 회전시켜 '4'자를 만든다.

③ 만약 통증이 있거나 좌우 비대칭이면, 엉덩관절, 골반관절의 이상을 의심해볼 수 있다.

④ 같은 방법으로 반대편 다리도 검사한다.

"선생님, 저는 별로 불편한 데는 없는데요."

"그러면 엉덩관절에 큰 이상은 없을 가능성이 높아요."

"한번 일어서서 테스트해볼까요?"

'8'자 테스트 : 고관절, 천장관절의 건강상태 검사

① 서서 한쪽 다리로 '누워 있는 8자'를 천천히 그려보자.

② 자동차 경주에서 자동차가 트랙을 돌 듯 '8'자를 그리는 방향과
   발끝의 방향을 맞춰보자.

③ 만약 '8'자를 그리는 것이 잘 안 되거나 좌우가 비대칭이면 엉
   덩관절, 골반관절의 건강에 문제가 있을 수 있다.

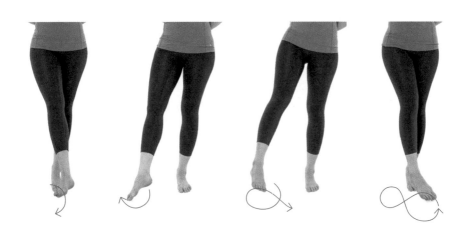

"오른쪽은 잘되는데 왼쪽은 잘 안 되네요."

"그럼 왼쪽에 문제가 있을 가능성이 높아요."

"일단 이 운동을 해보세요. 아마도 엉덩관절과 골반이 튼튼해져서
증상이 개선될 거예요."

'8'자 그리기 운동

① 옆으로 누워서 아래쪽 다리를 구부려 중심을 잡고, 위쪽 다리를 천천히 든다.

② 천천히 '누워 있는 8자'를 그린다.

③ 이때 발끝과 무릎이 같은 방향을 보고, 발목은 최대한 당긴다.

④ 10회 반복한다. 반대쪽도.

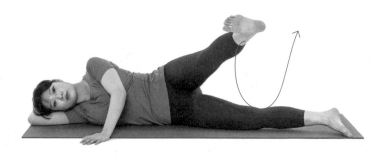

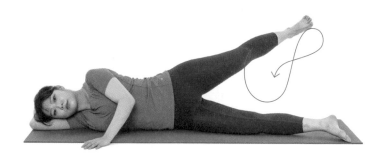

내 척추를 지키는 갑옷, 코어근육

역도 선수들은 몇 백 킬로그램이 넘는 역기를 들었다 놨다 하면서도 왜 허리를 다치지 않는 걸까? 역도 선수들이 바벨을 들어올리는 장면을 보면 과학이 숨어 있다. 역도 선수들은 경기장에 올라가기 전에 허리에 넓은 벨트를 꽉 동여맨다. 바로 '리프팅벨트'라고 부르는 것인데, 무거운 바벨을 들어올릴 때 척추를 다치지 않고 잘 들 수 있도록 도와주는 기능이 있다. 허리에 넓은 벨트를 단단히 매면 배에 힘을 주었을 때 복압을 효과적으로 증가시킬 수 있다. 복압이 올라가면 몸통은 하나의 덩어리처럼 단단해지는데, 몸통이 하나의 기둥 역할을 해서 평소보다 더 무거운 물건을 들 수 있고 척추도 다치지 않게 된다.

코어근육이 약하면 허리통증은 계속 재발한다

우리 몸에도 허리 벨트처럼 척추를 튼튼하게 지지해주는 천연 갑옷이 있으니, 바로 '코어근육'이다. 코어근육이란 복부를 위아래 옆면에서 감싸고 있는 네 개의 근육을 뜻한다. 네 개의 근육은 복부를 마치 상자처럼 둘러싸고 있는데, 천장을 이루고 있는 위쪽에는 횡격막이,

바닥 쪽은 골반기저근, 몸통을 둘러싸는 옆면은 복횡근, 그리고 뒤쪽에서 척추를 단단히 고정하고 있는 다열근으로 이루어져 있다. 코어근육에 힘을 꽉 주면 몸통이 기둥처럼 단단해져서 척추가 다치지 않도록 돕는다. 차력 쇼를 보면 무거운 물건을 들거나 격파할 때 단전에 힘을 모아 복부를 돌처럼 단단하게 만드는데, 이것이 코어에 힘을 주는 동작이라 보면 된다.

코어근육이 튼튼하면 몸통에서 큰 힘을 낼 수 있고, 몸통이 단단하게 지지가 되기 때문에 팔다리도 더욱 효과적으로 쓸 수 있다. 골프를 치건 발레를 하건 코어근육이 중심을 잡아주어야 제대로 할 수 있는 것이다. 반대로 코어가 약하면 모든 운동기능이 떨어질 뿐만 아니라 허리통증의 근본 원인이 된다. 실제로 만성적으로 허리가 아픈 사람들을 보면 코어근육이 약해져 있거나 밸런스가 무너져 있는 경우가 많다. 이런 환자들은 허리통증을 치료해놓아도 금방 재발하기 일쑤다. 허리통증의 예방과 재발방지를 위해서는 코어를 튼튼하게 만드는 재활운동이 필수적이다. 코어가 약해지면 허리만 문제가 생기는 것이 아니라 척추 전체에 영향을 주어 등이 굽고, 목이 앞으로 내밀어져 거북목 자세가 된다. 그렇게 되면 어깨통증이 생기고 무릎에 부담을 주어 무릎통증도 유발하게 된다.

코어근육을 튼튼하게 하는 방법을 함께 따라해보자. 바로 플랭크다. 평상시에 아침저녁으로 하루 2회, 3분씩만 투자해도 코어근력이 좋아져서 전신자세와 건강을 유지할 수 있다.

플랭크

① 바닥에 매트를 깔고 엎드린다.

② 팔꿈치를 어깨너비만큼 벌려 받치고, 상체를 세워 일어난다.

③ 무릎을 바닥에서 떼고 종아리, 엉덩이, 허리, 목이 모두 일직선
　　이 되도록 한다. 이때 엉덩이가 위로 들리지 않도록 주의한다.

④ 1분간 유지한 뒤 30초 쉬고 다시 1분간 자세를 유지한다.

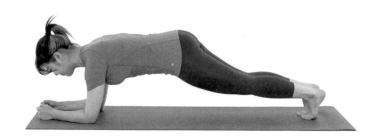

허리 수술,
하는 게 좋을까 미루는 게 좋을까?

60대 아주머니가 진료실 문을 열고 들어오셨다. 불과 몇 미터밖에 안 되는데도 걷는 것이 몹시 힘겨워 보였다. 핸드백에서 주섬주섬 CD 를 여러 개 꺼내는 것만 봐도 서너 군데 이상의 병원에 들렀다 오신 것 같다.

"선생님, 이 CD 좀 잘 봐주세요."

"MRI를 보니 척추관협착증하고 전방전위증이 심하시네요. 이 정도면 걷는 것이 몹시 힘드셨을 것 같은데… 괜찮으세요?"

"아니오. 조금만 걸어도 종아리가 터질 것 같고 엉치가 내려앉는 것 같아서 걷는 데 애를 먹어요. 좀 걸으면 한참 앉았다 가야 돼요."

"얼마나 걸으면 주저앉게 되나요?"

"심할 때는 10미터도 못 걸을 때가 있어요."

"증상도 심하고, MRI상에도 상태가 안 좋아서 수술을 고려하셔야 되는 상황인데…. 혹시 다른 병원도 가 보셨나요?"

"동네 병원에서 수술하라고 해서 큰 병원 다섯 군데 가 봤어요."

"큰 병원에서 뭐라고 하던가요?"

"다들 수술해야 된다고 하던데요. 그런데 한 군데서 일단 약 먹으면서 지내보자고 해서…. 수술 안 하고 어떻게 해보려구요."

"다섯 군데 중에 네 곳에서 수술하자고 했으면, 하는 게 낫지 않을까요?"

"수술은 싫어요. 식당을 하는데 내가 없으면 식당은 어떻게 해요? 그리고 아는 사람이 그러는데 허리는 수술하면 큰일 난다고 해서…."

나는 재활의학과 의사다. 허리를 수술하지 않고 고치는 의사라고 생각하면 된다. 당연히 수술에 대해서 반대 입장이다. 의사들 10명을 세워놓는다면, 아마 수술하지 않는 쪽에서 여덟아홉 번째쯤 되지 않을까 생각한다. 자연치유를 믿고 있기 때문에 웬만하면 약 처방도 하지 않는 편이다. 나의 이런 편향된 기준에도 불구하고 가끔은, 내가 봐도 수술이 불가피한 환자들을 보게 된다. 비수술적으로는 치료해도 효과를 기대하기 힘든 상황이다. 하지만 환자들은 여러 가지 이유를 들어 수술을 원치 않는 경우가 많다. 그럴 때 의사는 환자를 설득해서 수술을 받도록 권유할지, 아니면 환자가 원하는 대로 비수술적인 치료를 시도해볼 것인지 고민하게 된다.

환자도 고민일 것이다. 의사들은 저마다 말이 다르고, 주위에서는 수술은 절대 하지 말라 하고. 어느 병원이 용하다, 어디가 좋다는 말에 귀가 얇아질 수밖에 없다. 도대체 어느 장단에 맞춰 춤을 춰야 할까?

수술 좋아하는 사람은 아무도 없다

수술 좋아하는 사람은 아무도 없다. 이것은 남녀노소 똑같다. 수술을 권하는 의사 100명의 결정보다 수술 안 하고 고칠 수 있다는 1명의 의사 말에 귀가 더 솔깃해질 수밖에 없다. 오늘 오신 아주머니도 네 군데 병원에서 수술하라고 한 말보다 수술하지 않고 일단 두고 보자는 한 병원의 말에 흔들렸을 것이다. 이성적으로 4대 1이면 생각해볼 일도 아닌데 말이다. 질병 앞에서 이성적일 수 있는 사람은 거의 없다. 의사도 예외가 아니다.

누구나 사정은 있다

"수술해야 합니다" 하는 이야기를 들었을 때 수술할 사정이 되는 사람은 아무도 없다. "내가 없으면 식당이 안 돌아가는데요." "농사지을 사람이 없는데요." "이번 가을 딸 시집보낼 때까지는 수술할 수 없는데요." "지금은 안 되니 형편이 좀 나아지면…." 누구나 사정은 있다. 어떤 것이 우선순위인지가 중요하다. 수술도 늦추지 말아야 하는 상황이 있고, 어느 정도 두고 보다가 해도 되는 경우도 있다. 늦추지 말아야 하는 상황은, 수술 시기를 놓치면서 병이 악화되거나 장애가 남는 경우다.

수술이 불가피한 경우도 있다

허리 디스크 환자들 중에 수술이 필요한 경우는 5퍼센트 미만이다. 하지만 수술을 꼭 해야 하는 경우도 있다. 가장 중요한 것은 마비 증상이다. 아프거나 저리거나 당기는 증상은 불편하지만, 길게 보면 크게 문제가 되지 않는 경우가 많다. 하지만 근육에 마비가 오면 병이

나은 후에도 후유증이 장기간 지속되고, 심지어 평생 보행에 지장을 줄 수도 있다. 그래서 근육이 약해지면 지체 없이 수술을 결정한다.

앞의 경우는 뼈가 자라나서 신경을 누르는 상황이다. 이런 경우에는 비수술적인 방법으로 해결하기가 쉽지 않다. 척추가 불안정해서 걷기만 해도 흔들릴 정도가 되면, 근력 강화를 한다고 해서 해결되지는 않는다. 수술적인 고정이 필요한 상황이다.

만약 어머니라면 어떻게 결정하겠어요?

아주 많이 듣는 질문이다. 그렇게 질문하면 현명한 판단을 해줄 것 같지만 꼭 그렇지 않다. 의학적으로 또는 과학적으로 환자에게 가장 유리한 판단을 할 것인지 아니면 환자가 어머니라는 특수성을 고려해서 판단할 것인지, 어떤 판단이 옳은지는 그때그때 다르다. 어느 경우에는 의사들도 가족이기 때문에 판단의 오류를 피하기 위해 가족의 진료는 다른 의사에게 의뢰하기도 한다.

외과의사의 의견을 복수로 들어보자

수술을 결정하기 전에는 조금 다른 성향의 외과의사의 견해를 들어보는 것이 좋다. 이것을 세컨오피니언(second opinion)이라고 한다. 하지만 의견을 주는 의사가 두 명이 아니고 세 명, 네 명이 되면 결정은 미궁으로 빠지고 머릿속이 다시 복잡해진다. 경험상 여러 병원을 다니면서 이 사람 저 사람의 의견을 종합해서 결정하고자 하는 경우, 의사에 대한 신뢰만 무너지고 좋은 치료결과를 기대하기 힘들다.

사람들은 항상 수술하면 큰일 난다고 한다

"좋은 것은 열 명한테 소문내고 나쁜 것은 백 명한테 소문낸다"는 말이 있다. 특히 병원에서 치료를 받았는데 증상이 없어지면 불편하지 않으니까 치료받는 사실도 잊어버리는 경우가 많다. 만약 안 좋아지면 계속 불편하니까 안 좋다고 이야기하고 다닌다. 그래서 수술에 대해서는 안 좋은 이야기가 좋은 것보다 압도적으로 많이 떠돌아다닌다.

희망고문도 좋지 않다

사실 오늘 오신 아주머니는 반드시 수술을 해야 하는 상황이었다. 비수술적인 치료는 이미 많이 해봤고, 더 시도해봐도 효과는 미미할 것이다. 그대로 두면 나중에 수술할 때 더 어려운 상황이 될 수도 있다. 이런 경우 환자 입장에서는 서운하게 들리더라도, 환자가 잡고 있는 한 가닥의 희망을 냉정하게 잘라주는 것도 의사의 할 일이라고 생각한다. "저는 웬만하면 수술을 안 권하는 입장인데, 이건 선택의 여지가 없는 것 같습니다." 그러면 환자 중에는 "너무 냉정하세요" 하고 눈물을 보이는 사람들도 있지만, 되지도 않는 상황을 질질 끌면서 희망고문하는 것도 환자의 질병에도 안 좋고, 시간이나 경제적으로도 손해일 수 있다.

척추측만증에 대한
3가지 오해

"선생님, 제가 3일 전에 무거운 것을 들다가 허리가 삐끗했는데, 그 후로 허리가 아파서 꼼짝도 못하고 있어요."

"엑스레이를 찍어보니까 골반이 비틀어져 있고, 척추가 왼쪽으로 약 5도 정도 휘어 있네요."

"헉, 제 척추가 언제 저렇게 휘었을까요? 한 번도 제 척추를 이렇게 찍어본 적이 없는데, 직접 보니 당황스럽네요."

"제가 평소에 자세가 안 좋아서 척추가 틀어진 걸까요?"

"저는 어떻게 하면 될까요, 선생님?"

"비틀어진 척추를 바로잡으면 좋아질 겁니다."

허리가 아파서 병원에 가면 흔히 마주치는 상황이다. 많은 환자들은 허리가 아픈 근본 원인이 척추가 틀어진 것 때문이라며, 반대로 척추가 직선이 되면 모든 것이 해결되리라 생각한다. 하지만 꼭 그렇지 않다. 휘어진 척추에 대해 몇 가지 오해가 있다.

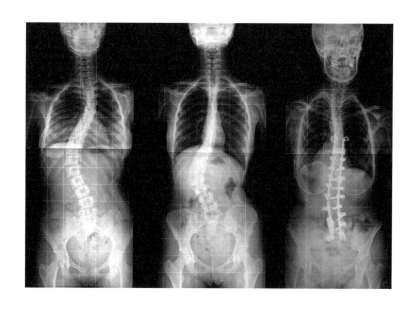

평소 자세가 안 좋아서 척추가 틀어진 걸까?

아니다. 척추측만증의 80퍼센트는 특별한 원인 없이 발생하는 '특발성측만증'이다. 예전 어른들은 아이들을 포대기에 업어 키웠기 때문에 O자형 다리가 되고, 무거운 책가방을 한쪽으로 들어서 측만증이 생겼다고 했다. 하지만 업어 키우지 않고 양쪽으로 배낭을 메고 다니는 요즘 청소년들도 측만증이 흔한 것을 보면 사실이 아닌 것 같다. 오히려 자세가 나빠서 척추가 틀어졌다기보다는 척추가 틀어졌기 때문에 나쁜 자세로 앉는다고, 반대로 해석하는 견해도 있다. 물론 바른 자세는 여러 가지로 건강에 좋기 때문에 신경 써야 할 부분이지만, 나쁜 자세가 측만증의 직접적인 원인은 아니다.

척추가 휘어서 허리통증이 생긴 걸까?

아니다. 척추가 휜 것과 허리통증은 관련이 없을 가능성이 높다. 이 환자는 1년 전에 엑스레이를 찍었어도 척추는 아마 지금처럼 틀어져 있었을 것이다. 대부분의 척추측만증은 사춘기 시절 성장이 빨리 진행될 때 함께 오기 때문에, 이 환자의 척추는 아마도 중학생 시절부터 틀어져 있었을 것이다. 수십 년 전부터 휘어 있던 척추가 그동안은 아무런 문제를 일으키지 않고 있다가 공교롭게 3일 전부터 허리통증을 유발했다고 생각하기에는 무리가 있다.

척추측만증은 병이 아닌가?

대부분 아니다. 의학적으로 척추가 20도 이상 휘어져 있지 않으면 질병의 범주에 넣지 않는다. 측만증은 20도가 넘으면 통증이 생길 수 있다. 40도 이상 휘어지면 폐나 위장 등 장기를 압박해서 여러 가지 증상이 나타날 수 있다. 이 환자처럼 5도 측만증은 정상으로 얼마든지 있을 수 있고 증상도 거의 일으키지 않기 때문에, 10도 미만의 측만증은 임상에서 큰 의미를 두지 않는다.

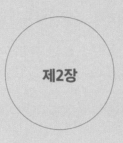

제2장

**퇴행성관절염,
누구도 막을 수 없나요?**

우리 엄마
무릎 지키는 방법

"선생님, 우리 엄마 무릎 좀 봐주세요. 엄마 다리가 예전에는 늘씬하고 예뻤는데요. 이번에 고향 내려가서 보니까 글쎄… 이렇게 다리가 휘어져서 다이아몬드 모양이 되어버렸지 뭐예요."

"엄마, 어쩌다 이렇게 됐어! 아프지는 않어? 응?"

"안 아플 리가 있었어. 맨날 바늘로 쑤시는 것처럼 욱씨그리, 뻑쩍지그리 아프제."

"아프면 나한테 얼른 연락을 했어야지, 왜 말을 안 한 거야?"

"너도 바쁠 텐데, 내가 맨날 아프다고 하면 너가 걱정할까 봐 그랬제. 허구한 날 아프다고 하면 자식이라도 누가 좋아하겠냐?"

"엄마, 일 좀 하지 마시라니까 왜 맨날 밭에 나가서 일을 해요. 속상해 못 살어!"

"선생님, 엄마한테 밭일하면 안 된다고 이야기 좀 해주세요. 제 말은 절대로 안 들어요."

"시골 살면 어디 일을 안 허게 되간디? 집 앞에 쬐끄만 텃밭도 농사 안 짓고 맨땅으로 놀리는 게 남 보기 흉이라, 그냥 식구들 먹을 것만 조금 하는 거지."

어머니 무릎은 수십 년간 자식들 키우랴, 집안일 하랴 혹사당해서 주름지고 변형이 되었다. 명절에 고향에 가면 어머니 무릎을 유심히 살펴보자. 어머니는 아파도 자식에게는 절대로 이야기하지 않는다. 어머니 무릎이 지금 당장 병원에 가야 하는 상태인지, 점점 진행되고 있는지 알아볼 수 있는 방법을 몇 가지 소개한다.

무릎을 굽혀보자

어머니를 바르게 눕게 한 뒤 발목을 잡고 무릎을 천천히 구부려보자. 정상이라면 무릎이 완전히 구부러질 때까지 아프면 안 된다. 만약 구부리는 중간에 통증이 생긴다든지, 관절이 굳어서 더 이상 구부러지지 않는다면 무릎관절염이 상당히 진행되었을 가능성이 있으므로 전문가와 상의가 필요하다. 무릎이 굽혀지지 않으면 무릎을 꿇고 앉는 것이 불가능해지고, 걸을 때도 다리를 절게 된다.

굽힌 무릎을 돌려보자

무릎이 완전히 굽혀지면 그 상태에서 천천히 돌려보자. 시계 방향, 반시계 방향으로 돌려봤을 때 통증이 발생한다면 반월상연골(무릎관절 사이에서 완충 역할을 하는 연골판)이 손상된 것을 의심할 수 있다. 그런 경우 앞으로 걷는 것은 괜찮지만 방향 전환을 할 때, 계단을 내려갈 때 무릎이 시큰거릴 수 있다. 만약 어머니의 무릎이 그 두 경우에 해당되면 병원에 가서 진단을 받아보는 것이 좋다.

무릎 돌리기 테스트

① 편안한 자세로 누워 한쪽 무릎을 구부린다.

② 무릎이 완전히 구부러지면, 그 상태에서 천천히 돌려본다.

③ 시계 방향, 반시계 방향으로 돌리며 통증 여부를 확인한다.

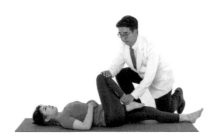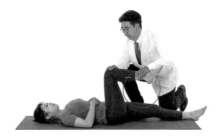

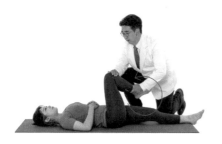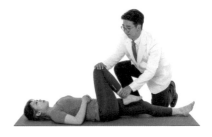

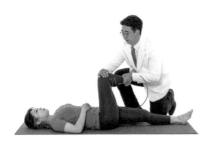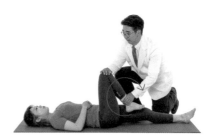

무릎둘레를 재보자

고향에 갈 때마다 어머니 무릎관절의 둘레를 재서 기록해놓자. 관절의 둘레가 몇 년 전에 비해서 늘어났다면 관절염이 진행되고 있는 것이다. 무릎뼈는 자극을 받는 방향으로 자라는 성향이 있다. 그래서 관절염이 생기면 자극이 심해지고, 뼈는 자극을 받는 쪽으로 골극(骨棘, 골성 융기)이 자라나서 관절의 둘레가 두꺼워진다.

치료해야 할까, 운동해야 할까?

"무릎관절염인데 무릎관절만 치료하면 완치되나요? 인대나 근육은 치료 안 해도 되나요?"

"근육 강화 운동만 해도 이 병이 나을까요?"

"제 증상이 관절 문제인가요, 인대 문제인가요, 근육 문제인가요?"

진료실에서 흔히 듣는 질문이다.

우리가 생활하다 보면 충격을 받게 마련인데, 외부에서 오는 충격을 가장 먼저 받아내는 부위가 근육이다. 그래서 근육이 '1차 방어선'이다. 충격이 크거나 지속되면 '2차 방어선'인 인대가 그것을 받아내고, 더 진행되면 충격이 관절로 전해진다. 따라서 근육이 다친 단계를 초기, 근육과 인대가 다친 단계를 중기, 관절까지 다친 단계를 말기로 본다. 치료도 초기에는 근육만 강화하면 되지만, 중기에는 근육과 인대를 함께 치료해야 하고, 말기가 되면 근육과 인대, 관절을 함께 치료해야 한다.

질병의 진행과 치료

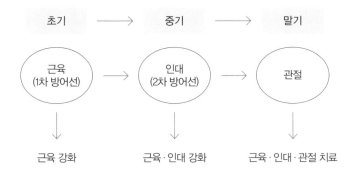

무릎관절염이 왔다는 것은 무릎 주위 근육과 인대가 이미 손상되었다는 것을 의미하므로, 관절뿐만 아니라 인대와 근육을 모두 치료해야 한다.

근육 강화는 반드시 해야 하는 치료다. 근육은 기능이 떨어져도 통증이 별로 없는 경우가 많아서 환자는 자신에게 문제가 있는지 잘 모른다. 따라서 근육 문제는 통증이 없어도 치료가 필요하다. 다만, 시기에 맞춰 잘 치료해야 한다.

무릎관절염,
뭘 먹으면 좋아질까?

무릎관절에 좋다고 알려진 영양제나 식품은 아주 많다. 하지만 과학적으로 입증된 식품은 그리 많지 않다. 도움이 된다 할지라도 치료효과가 있는 용량까지 섭취하려면 한꺼번에 엄청난 양을 먹어야 해서 현실적이지 않은 경우도 많다. 예를 들어 도가니탕에는 무릎건강에 도움이 되는 성분이 들어 있지만, 실제로 무릎이 좋아지려면 아주 많은 양의 도가니탕을 먹어야 하기 때문에 현실적이지도 않고, 그만큼의 양을 먹으면 오히려 체중이 늘어나서 무릎이 더 아플 수 있다.

무릎건강에 도움이 되는 식습관

체중을 줄이는 것이 급선무!

체중 5킬로그램만 줄여도 무릎이 안 아픈 경우가 많다. 무릎에는 보통 몸무게의 5배 정도 하중이 걸리기 때문에, 체중 5킬로그램을 줄인다는 것은 무릎에 걸리는 하중 25킬로그램을 줄여주는 것과 같은 효과가 있다. 그러니 뭘 먹어서 좋아지는 것이 아니라, 오히려 뭘 안 먹으면 좋아지는 경우가 더 많다.

편식하지 말고 골고루 먹어야 한다

무릎이 안 아프려면 일단 전신 건강이 좋아지는 것이 우선이다. 음식을 먹을 때 편식하지 않고 건강 식단으로 먹는 것은 매우 중요하다. 바쁘더라도 인스턴트식품은 피하는 것이 좋다.

관절염을 악화시킬 수 있는 음식은 피하라

음주와 흡연은 염증을 악화시키는 대표적인 물질이니 통증이 없어질 때까지 끊어본다. 설탕이나 가공식품 등은 사람에 따라서 관절염을 악화시킬 수 있기 때문에 관절염 증상이 심한 경우에는 피하는 것이 좋다. 감자의 싹이나 덜 익은 토마토에는 솔라닌이라는 독성 물질이 들어 있는데, 이 성분이 관절염을 악화시킬 수 있으니 피하는 것이 좋다.

무릎건강에 도움이 되는 영양제

앞에서 얘기한 것처럼 관절에 좋은 성분을 음식으로 섭취하는 데는 무리가 있다. 그래서 영양 성분이 농축된 영양제를 먹는 것도 한 가지 대안이 될 수 있다. 무릎건강에 도움이 되는 영양 성분으로는 글루코사민황산염, 콘드로이틴황산염, 나이아신(비타민B3), 토코페롤(비타민 E), 콜라겐, 오메가3, MSM(식용유황) 등이 있다.

관절 건강기능식품 올림픽이 열린다면 아마도 각 대륙에서 다음과 같은 국가대표 물질들이 참가할 것이다.

뉴질랜드 대표 : 초록잎 홍합

뉴질랜드 대표는 초록잎 홍합 추출물이다. 홍합은 뉴질랜드 원주민 마오리족이 즐겨먹던 식품으로 오메가3가 풍부하여 염증반응을 억제하고, 글루코사민, 콘드로이틴도 풍부하게 들어 있어 관절 건강에 도움을 준다.

중동 대표 : 보스웰리아

인도와 중동 사막 지역의 보스웰리아 나무의 진액으로, 유향이라고 해서 인도의 전통의학 아유르베다에서도 관련 자료를 찾아볼 수 있다. 보스웰릭산이라는 성분이 항염작용을 하고 관절 건강에 도움을 주는 것으로 알려져 있다.

남미 대표 : 타히보

타히보는 아마존강 유역에서 자생하는 나무의 속껍질 추출물로 잉카제국 시대부터 원주민들이 만병통치약처럼 섭취하던 식물로 전해진다. 안트라퀴논이라는 성분이 항염작용을 할 뿐만 아니라, 베타라파콘이라는 성분은 면역을 올려주고 항암효과가 있어서 암치료의 보조제로 이용되고 있다.

아프리카 대표 : 하르파고피툼 뿌리 추출물

남아프리카 나미비아 원주민들이 관절염에 사용하던 '악마의 발톱'이라고 알려진 식물의 뿌리 추출물이다. 유럽에서 관절염 영양제로 널리 사용되고 있다.

앞에서 얘기한 것처럼, '이것 하나만 먹으면 관절이 획기적으로 좋아진다'는 음식이나 영양제는 없다. 하지만 체중도 조절하고, 음식도 건강식으로 먹고, 관절영양제를 꾸준히 먹는다면 그런 노력을 하지 않는 사람들에 비해 관절이 훨씬 튼튼해질 것이다. 관절에 관한 한 뭔가를 더해서 좋아지기보다는 뭔가를 빼야 좋아진다는 것을 기억해야 한다.

무릎퇴행성관절염,
어떤 운동을 해야 할까?

"무릎이 아프면 어떤 운동을 해야 하고, 어떤 운동은 안 되나요?"

아주 많이 듣는 질문이다. 이 질문에 대한 답변은 쉽지 않다. 왜냐 하면 사람마다 그때그때 다르기 때문이다. 어떤 사람에게는 좋은 운동 이 다른 사람에게는 해가 될 수도 있다. 그러니 원칙을 가지고 본인이 할 수 있는 운동을 하면 된다.

꾸준히 해왔던 운동을 해라

운동이라고는 숨쉬기 운동밖에 안 해본 사람에게 갑자기 축구를 하라고 시킬 수는 없다. 물에 한 번도 안 들어간 사람에게 수영을 해보 라고 하는 것도 쉽지 않다. 운동은 어떤 것을 하느냐보다 꾸준히 할 수 있는지 여부가 더 중요하다. 예전부터 꾸준히 즐겨왔던 운동이 있다면 그것을 해라. 그래야 꾸준히 할 수 있는 확률이 높아진다.

운동 강도는 통증에 따라 조절해라

무릎이 좋아지는 운동 종류와 그에 따른 운동 강도, 시간은 어느 정도 정해져 있다. 하지만 같은 사람이라 할지라도 컨디션에 따라 어떤 날은 운동할 때 무릎이 아프고, 어떤 날은 운동을 열심히 했는데도 안 아플 수도 있다. 그러니 운동할 때는 수치적인 목표량을 정해놓기보다는 운동하면서 느껴지는 통증이나, 그날의 컨디션에 따라 운동 강도를 조절하는 것이 좋다. 하루에 15,000보 걷기로 정해놨다고 다리 아파 절면서까지 그 목표를 달성할 필요는 없다.

몸에 좋은 운동은 재미가 없다

몸에 좋은 약이 입에 쓰듯이 몸에 좋은 운동도 재미가 없다. 만약 재미없던 운동이 재미있어지고, 누워 있는데 운동하는 모습이 머릿속에 떠오르기 시작한다면 긴장해야 한다. 그 운동은 몸이 원하는 것이 아니라 뇌가 원하는 것일 수 있다. 운동을 열심히 하면 뇌에서 엔도르핀(endorphin)이 분비되면서 기분이 좋아지게 되는데, 엔도르핀은 엔도(endo)와 모르핀(morphine)의 합성어로, 뇌 속에서 모르핀 성분이 나오는 것이다. 뇌가 한번 엔도르핀 맛을 들이면 자신의 몸이 망가지는 것도 아랑곳하지 않고 무리하게 운동하게 만든다. 뇌는 엔도르핀을 더 얻기 위해서 그럴싸한 이유를 교묘하게 짜낸다.

걷기에 대한 궁금증 3가지

Q1. 선생님, 제가 앉아 있다가 일어날 때 무릎이 뻐근하고, 계단 내려가려면 무릎이 송곳으로 찌르는 것 같아서 걸을 수가 없

어요. 그래도 참고 걷는 것이 좋을까요? 안 걷고 쉬는 게 나을까요?

만약 무릎이 아픈 지 며칠 안 됐다면 급성기일 가능성이 높습니다. 이때는 라이스(RICE) 요법이 있는데요. "Resting(안 움직이기), Icing(얼음주머니 대고 있기), Compression(부어 있으면 압박붕대로 압박하기), Elevation(심장보다 높이 올려놓기)." 이 네 가지가 기본 치료법입니다. 몇 가지 디테일을 말씀드리면 얼음은 직접 대면 동상을 입을 수 있기 때문에 반드시 비닐봉지에 넣어서 수건으로 싸서 이용해야 합니다. 그리고 압박을 심하게 하면 그 아랫부분이 부을 수 있기 때문에 너무 압박하는 것은 좋지 않습니다. 또 다리를 올려놓으라고 하면 기껏 베개 한두 개 정도 올려놓는데, 심장보다 높이 올리려면 적어도 50센티미터 이상, 그러니까 의자 정도 높이에 올려놓아야 합니다. 급성기에는 걷지 않는 것이 좋습니다.

통증이 2주 이상 지속된다면 급성기는 지난 것으로 판단하고, 조금 아파도 참고 걷는 것을 시도해볼 수 있습니다. 무릎이 아프다고 안 걸으면 근력도 약해지고, 면역력도 떨어져서 전신 건강을 잃을 수 있습니다. 문제는 무릎이 아파도 참고 걸어야 하는가입니다. 그것은 걸었을 때 통증이 악화되는지 여부에 따라 결정됩니다. 만약 더 이상 걸을 수 없고, 통증이 심해진다면 전문가와 상의를 해봐야 합니다. 걸을 만하다면 일단 평지부터 시작하는 것이 좋습니다. 오르막 내리막은 무릎에 부담을 줄 수 있습니다. 무릎이 아픈 사람이 한 시간 걸으려고 할 때 20분까지 통증이 없다면, 20분씩 나누어 세 번 걷는 방법이 있습니다. 이렇게 여러 번 나누어 걸어도 운동 효과는 동일하고, 오히려 부상의 위험이 줄어들게 됩니다.

Q2. 걸을 때 공원을 산책하는 것이 좋을까요? 헬스클럽에서 트레드밀을 걷는 것이 좋을까요?

일반적으로 공원을 걷는 것이 좋습니다. 우리는 걸을 때 몸 상태에 따라 본능적으로 걷는 속도를 미세하게 조절합니다. 부상을 방지하려는 보상작용입니다. 트레드밀은 속도가 일정하게 정해져 있기 때문에 그런 보상작용을 할 수가 없습니다. 또 걸을 때 다리의 움직임에 집중하며 걸을수록 효과가 좋은데, 트레드밀은 음악을 듣거나 눈앞의 모니터를 보면서 걷기 때문에 뇌가 근육과 협동작용을 하는 것이 줄어듭니다. 공원에서는 자연과 함께 걸을 수 있어 좋습니다. 다만 미세 먼지 농도가 높은 날은 실내에서, 맑은 날은 야외에서 걷는 것을 추천합니다.

Q3. 걸을 때 산책하듯이 천천히 걷는 것과 파워워킹을 하는 것은 무릎에 어떤 차이가 있을까요?

만약 무릎을 생각한다면 산책하듯이 천천히 걷는 것이 좋습니다. 파워워킹은 팔을 앞뒤로 힘차게 흔들면서 보폭을 크게 해서 걷는 것으로 심폐지구력(운동 지속 능력)과 근력 강화를 목적으로 합니다. 걷는 것과 뛰는 것의 중간 형태로 심폐지구력은 좋아지면서 발에 미치는 충격은 줄여주는 워킹방법이지요. 하지만 파워워킹도 무리하게 해서 보폭을 너무 넓게 하려고 하면 보행의 메커니즘이 깨져서 골반이 틀어질 수 있습니다. 또 팔을 앞으로 많이 흔들다 보니 어깨통증이 생길 수도 있습니다. 척추나 골반에 문제가 있는 사람들은 파워워킹보다는 산책 정도로 느리게 걷는 것이 좋습니다. 일단 시속 4킬로미터로 30분 정도 걸어보고, 이상이 없으면 점차 속도를 높여가는 것도 방법입니다.

무릎이 아픈데
어떤 운동을 해야 할까요?

"무릎이 아픈데 어떤 운동을 해야 할까요?"

무릎이 아픈 환자들이 흔히 하는 질문이다. 하지만 이 질문은 시기적으로 적절치 않다. 팔이 부러졌는데 깁스 고정은 하지 않고, 팔 근력을 키우겠다고 하면 어떻게 되겠는가? 아마도 골절 부위가 더 어긋나서 상태가 악화될 것이다.

무릎이 아프면 통증이 개선될 때까지 무릎에 충격이 갈 만한 일은 하지 않아야 한다. 일단 통증이 가라앉을 때까지 쉬는 것이 좋다. 깁스나 보조기 등으로 고정시키는 것도 한 가지 방법이다. 일반적으로 2주 정도의 시간이 필요하다. 통증이 개선되고 부기가 줄어들면, 그다음에는 뒷수습을 할 차례다. 통증을 일으키는 병소를 찾아서 치료를 해야 한다. 이 단계에서 여러 가지 검사와 치료가 필요하다. 운동은 그다음이다. 무릎이 정상으로 돌아온 뒤에 근력을 키우면, 무릎은 근본적으로 건강해질 수 있다.

허벅지 근육이 좋은데도 자꾸 다치는 이유

이론상으로 허벅지 근육이 클수록 근력은 증가해야 한다. 근육은 1 제곱미터당 3, 4킬로그램 정도의 파워를 낸다. 근육의 크기가 클수록 근력이 증가해서 무릎에 전해지는 충격을 더 많이 흡수할 수 있다. 당연히 무릎이 받는 충격은 줄어들어 무릎통증은 개선돼야 한다.

하지만 병원에 오는 프로선수 중에는 허벅지 둘레가 보통 여성 허리둘레만큼이나 엄청난 근육을 가지고 있으면서도 무릎을 자주 다치는 사람들이 있다. 그런 사람들의 무릎근력을 체크해보면 일반인보다 약한 경우를 종종 본다. 이유는 간단하다. 너무 무리하게 근육을 키워서다. 너무 심하게 운동하면 근육과 근막에 작은 상처가 생기기 마련인데, 운동을 계속하면 상처가 축적돼서 근육의 크기는 점점 커지지만 근력은 떨어지는 현상이 일어난다. 엔진은 3000CC인데 실제 출력은 잘 안 나오는 자동차가 되고 마는 것이다.

근육운동을 한 후에는 적절한 휴식과 마사지를 해서 뭉친 근육을 풀어주어야 한다. 상처 입은 근육이 회복되는 데 걸리는 시간은 3일 정도다. 그러니 근육운동을 할 때는 상체, 하체를 번갈아가면서 회복할 수 있는 시간을 벌어주는 것이 좋다.

무릎이 너무 굽혀지지 않도록 조심하자

무릎을 구부릴수록 무릎관절 안쪽의 압력은 높아진다. 슬개골은 무릎뼈 쪽으로 강하게 압박되고, 반월상연골은 짓눌려서 숨을 쉴 수가 없게 된다. 게다가 몸무게까지 실리면 압력은 더욱 높아진다. 예를 들어 무릎을 꿇고 앉거나 오리걸음을 걷는 것은 즉각적으로 무릎통증을 악화시킬 수 있다. 특히 무릎에 문제가 있는 경우 무릎관절염, 반월상 연골 손상, 슬개골연골연화증 등의 병을 가지고 있는 사람들은 운동할 때 무릎을 지나치게 굽히는 것을 조심해야 한다. 자전거 안장이 너무 낮아서 페달을 밟을 때 무릎이 굽혀지거나, 역기를 들기 위해서 쭈그리고 앉는 자세도 무릎에 무리를 줄 수 있다.

관절의 안정성을 먼저 확보해야 한다

관절은 인대가 견고하게 붙잡아서 원하는 방향으로만 움직이고, 나머지 방향으로는 안정성이 있어야 한다. 예를 들어 무릎관절은 구부러지는 쪽으로만 움직여야지 양옆이나 앞뒤로 흔들거리면 걷는 것조차 불가능하다. 무릎관절에는 양옆으로 흔들리지 못하게 잡아주는 내측, 외측 두 개의 '측부인대'와 앞뒤로 흔들리지 않게 고정시켜주는 앞뒤 '십자인대'가 있다. 네 개의 주요 인대가 튼튼해야 운동하는 것이 가능하다. 무릎 주위 근육을 강화해서 관절의 안정성을 확보하는 것도 방법이지만 무릎근육은 대부분 관절을 움직이는 역할에 집중되어 있고, 관절의 안정성에 기여하는 것은 적다. 그러니 관절의 안정성이 떨어진다면 운동도 좋지만, 일단 전문가와 상의해서 인대는 견고한지 확인하는 것이 먼저다.

관절에 물이 찼는데
약으로 말릴 수는 없나요?

진해에서 오셨다는 50대 여성분의 이야기다. 진료실로 걸어 들어오는 모습이 무릎이 많이 불편한 듯하다.

"선생님, 제가 무릎이 뻑뻑하고, 평지는 괜찮은데 계단을 내려갈 때 콕콕 쑤셔예."

"예, 제가 한번 만져볼게요. 무릎이 많이 부으셨네요."

초음파로 검사를 해보니 무릎에 물이 차 있고, 활액막도 두꺼워져 있다. 무릎에 물이 좀 많아서 빼주는 것이 좋을 것 같다고 하니 화들짝 놀라신다.

"아이고 선생님! 안 빼면 안 되나요? 옆집 아지매가 한번 빼면 계속 빼야 한다던데."

"관절에 물이 많아서, 압력이 높아지면 무릎이 상할 수 있기 때문에 물을 빼주는 것이 좋습니다."

"혹시 물을 말려주는 약은 없을까요?"

병원에서 매일 무릎관절염 환자들과 주고받는 대화다.

관절에 물이 찬 것 자체는 병이 아니다

무릎관절 안에는 활액이 있다. 활액은 관절 안에서 윤활유 역할을 하며 관절을 보호해준다. 가끔 활액이 비정상적으로 많이 분비되면 관절 위쪽으로 불룩하게 넘쳐서 초음파 검사로 나타나는데, 의사들은 그것을 '관절에 물이 찼다'고 표현한다. 활액이 많이 분비되는 이유는 관절 안에 상처가 있어서다. 피부에 상처가 나면 진물이 나오듯이, 관절에도 상처가 나면 상처 부위를 보호하기 위해서 활액의 분비가 많아진다. 따라서 관절에 물이 찬 것은 관절 안쪽의 상처를 의심하는 소견일 뿐이지, 물이 찬 것 자체는 질병이 아니다.

물을 빼야만 하는 이유

관절 내 물 자체는 질병이 아니기 때문에 일반적으로 빼주지 않아도 된다. 하지만 활액의 양이 너무 많아서 관절의 압력이 높아질 정도라면 이야기가 다르다. 활액이 많아서 무릎관절의 압력이 높아지면 무릎연골에 영양 성분이 잘 전달되지 않아서 무릎연골이 상할 수 있다. 이런 경우라면 반복적으로 빼는 한이 있더라도 주사기를 들어야 한다. 어느 정도 물이 찼을 때 빼는 것이 유리한가 하는 기준은 의사마다 다르지만, 일반적으로 무릎이 많이 뻑뻑하고 통증이 있는 경우, 붓고 열감이 있는 경우에는 물을 빼주는 것이 낫다. 개인적으로는 활액양 10cc를 기준으로 그보다 많으면 관절액을 빼준다.

물을 말려주는 약은 없나요?

아주 많은 환자가 물을 안 빼고, 그냥 말려주는 약을 달라고 한다. 그런 약이 있다. 스테로이드제를 복용한다면 관절의 물은 금방 마를 것이다. 진통소염제를 먹어도 염증이 가라앉으면서 물은 줄어들 수 있다. 그러니 약을 복용하면 관절의 부기도 가라앉고, 통증도 줄어든다.

하지만 조금 다른 각도에서 생각해보면 활액은 관절 안에 상처가 있을 때, 이를 보호하기 위해서 분비되는 것이다. 염증을 가라앉히는 약을 써서 활액을 인위적으로 못 나오게 한다면 물은 줄어들고 증상은 좋아지겠지만, 무릎의 상처가 치유되는 것은 아니다. 근본 원인은 그대로 둔다는 뜻이다. 증상이 좋아지면 대부분의 사람은 조심하지 않고, 평상시처럼 사용할 가능성이 있으므로 장기적으로 그리 바람직하지는 않다. 무릎관절을 치료할 때 중요한 점은 '상처 부위를 얼마나 잘 아물게 만들 것인가'이다. 상처가 아물면 활액은 가만 놔둬도 점차 줄어들 것이다.

무릎퇴행성관절염이
고치기 힘든 이유

무릎퇴행성관절염은 고치기가 어렵다. 의사의 입장에서 보면 무릎 연골은 한번 닳거나 손상되면 다시 재생되기 힘든 조직이다. 한편 환자의 입장에서 보면 퇴행성관절염은 무엇을 해서 좋아지기보다는 안 해야 좋아지기 때문에 더욱 어렵다. 인생에 무엇을 더하는 것은 목표를 세우고 노력하면 되지만, 빼는 것은 움켜쥐고 있던 것을 내려놓는 겸허함이 있어야 하기 때문이다.

무릎퇴행성관절염은 하루아침에 생긴 것이 아니다
"무릎에 퇴행성관절염이 생겼네요."
"어짜쓰까 작년까지는 아무 문제가 없었는데, 왜 갑자기 이런 게 생겨쓰까요?"
병원에서 퇴행성관절염 진단을 받으면 많은 사람들이 깜짝 놀란다. 갑자기 왜 나에게 이런 시련이 닥쳤을까 생각한다. 하지만 퇴행성관절염은 인생의 어느 시점에 갑자기 생기는 것이 아니다. 비록 작년까지는 증상이 없었다 할지라도 퇴행성관절염은 수십 년간 살아온 습관과 행동의 결과물이다. 중년이 되면 본인 얼굴에 책임을 지라는 말이 있듯이, 무릎퇴행성관절염도 젊었을 때 무릎을 얼마나 혹사시켰는가에 대한 성적표를 나이 60에 통보받는 것이라 할 수 있다.

한편 엑스레이상 퇴행성관절염이 있다 하더라도 실망할 일은 아니다. MRI나 엑스레이상에 퇴행성관절염이 심해 보여도 걷는 데 불편하지 않은 사람은 얼마든지 있다. 어쩌면 엑스레이에 보이는 관절염 소견은, 나이 들어 얼굴에 주름살이 생기는 것처럼 자연스러운 일일 수 있다. 이 말은 엑스레이 소견이 중요한 것이 아니라 무릎이 아픈지, 아니면 안 아파도 잘 걸을 수 있는지 현재 증상이 더 중요하다는 것이다.

의사 역할은 20%, 환자 역할은 80%

"선생님이 어떻게든 낫게 해주셔야 해요. 선생님만 믿고 왔어요."

"무릎퇴행성관절염의 치료는 저보다는 환자분이 더 많은 노력을 하셔야 합니다. 우리 함께 노력해봅시다."

퇴행성관절염이 좋아지는 데 있어서 의사가 해줄 수 있는 부분은 고작 20퍼센트 정도다. 환자가 스스로 해야 할 것이 80퍼센트나 된다. 의사는 고작해야 소염진통제를 처방하거나 주사를 놓아주는 일을 할 수 있지만, 환자는 생활습관도 바꾸고 운동도 하는, 한마디로 라이프 스타일을 모두 바꾸어야 한다. 라이프 스타일을 바꾼다는 것은 일평생 살아온 습관을 바꾸어야 하는 일이어서 말처럼 쉽지가 않다. 예를 들어 "앞으로는 하이힐은 신지 말고 운동화를 신고 다니세요", "앞으로는 지팡이를 짚고 다니셔야 합니다" 하는 말을 쉽게 받아들이고 실천할 수 있는 사람은 별로 없다.

뭘 하기보다는 안 해야 낫는다

"그럼 선생님, 뭘 하면 나을까요? 뭘 먹을까요?"

"뭘 해서 낫는 것보다는 안 해야 낫고, 뭘 안 먹어야 나을 가능성이 높아요."

환자들은 무엇이든 해서 극복하려 한다. 하지만 퇴행성관절염은 뭘 할수록 치료가 힘들어지는 경우가 많다. 사실 뭘 하지 않을수록 좋아질 확률이 더 높다. 예를 들어 다리가 골절되었는데 '내가 근력이 약해서 문제가 생겼구나' 하고 부러진 채로 근력 운동을 하면 어떻게 되겠는가? 아마도 합병증이 생길 것이다. 골절의 치료는 일단 골절 부위가 붙을 때까지 고정시켜놓고, 다 붙은 후에는 재활치료를 해야 한다.

무릎관절염이 생겼는데, 그제야 운동을 시작하는 사람이 많다. 운동은 아프기 전에 미리미리 했어야 한다. 아프면 염증이 가라앉을 때까지 휴식을 취하고, 통증이 줄어들면 그때부터 운동을 시작해야 한다. 그런데 많은 사람들이 아프면 운동을 시작하고, 통증이 줄어들면 운동을 안 한다.

류머티스 관절염인가
퇴행성관절염인가?

"혹시 내가 류머티스 관절염이 아닙니꺼?"

김해에서 오신 아주머니가 손을 내민다.

"손가락 마디마디가 쑤시고 억수로 아파서 잠을 못 자것어예."

아주머니는 김해에서 가지 농사를 짓는 분인데 매일 손가락으로 가지를 따신단다. 수십 년간 가지 농사를 지었다니 손이 성치 않은 것도 당연하다.

손을 살펴보니 두 번째 손가락 끝마디(원위지관절)가 튀어나와 변형되어 있다. 이렇게 손끝관절이 붓고 튀어나오면서 아프면 다들 혹시 류머티스 관절염이 아닌가 생각하지만, 사실은 퇴행성관절염의 전형적인 소견이다. 18세기 영국의 의사 헤버든은 손가락의 퇴행성관절염에 생기는 이 변형을 자기 이름을 따서 헤버든 결절(Heberden's node)이라 이름 지었다.

"아뇨, 이건 손가락 퇴행성관절염이에요."

사실 류머티스 관절염은 퇴행성관절염에 비해 그리 흔하지는 않다. 류머티스 관절염은 성인 인구의 0.5퍼센트에서 발생한다. 퇴행성관절염이 60대 이상 성인의 70, 80퍼센트 정도가 가지고 있다고 하니, 무릎통증 환자가 100명이라면 1명 정도가 류머티스 관절염이고 나머지 99명은 퇴행성관절염이라 할 수 있다.

하지만 류머티스 관절염이 드물기는 해도 한 번 생기면 오래가고, 잘 낫지 않은 병이라 완전히 배제할 수는 없다. 관절염마다 특징이 있으니 의심할 만한 증상이 있다면, 간단한 검사로 확인해보는 것이 좋겠다.

류머티스 관절염 의심 증상

한 개의 관절이 아닌 여러 관절이 동시에 아프다

류머티스 관절염은 편측만 아픈 경우는 거의 없다. 주로 양측이 똑같이 아픈데 양측 손목, 손가락, 무릎이 붓고 빨갛게 변하면서 통증이 있다. 초기에는 3분의 2 정도에서 피로감, 식욕부진, 전신 쇠약감 등이 나타날 수 있다.

반면에 퇴행성관절염은 전신적인 증상은 없고 많이 쓴 쪽이 먼저 아픈 경우가 많다. 그래서 많이 쓰는 관절, 체중이 많이 실리는 관절에 주로 발생한다.

손가락, 손목 등 주로 작은 관절이 아프다

손가락이 아프면 무조건 류머티스 관절염이라 생각하는 사람이 있다. 하지만 손가락 끝쪽 관절이 아프고, 붓고, 튀어나오는 것은 퇴행성관절염일 가능성이 크다. 류머티스 관절염은 손가락의 손바닥쪽 관절(근위지관절이나 중수지관절)이 붓고 변형이 되는 경우가 많다.

류머티스 관절염은 아침에 일어났을 때 뻣뻣하고 통증이 있는 조조강직이 특징이다. 1시간 이상 관절을 움직여 주어야 뻣뻣한 증상이 풀린다. 염증이 심하면 증상이 하루 종일 지속되기도 한다. 퇴행성관절염은 낮에는 그나마 활동하기 괜찮다가 하루 종일 쓰면 통증이 심해져서 밤에 아픈 경우가 많다. 무릎관절에 발생할 경우 관절 모양의 변형과 함께 걸음걸이에 이상이 나타날 수 있고, 손가락 관절염의 경우 손가락 끝 마디에 변형이 오기도 한다.

혈액검사로 류머티스 관절염을 진단한다고?

혹 류머티스 관절염이 의심된다고 해도 처음부터 여러 가지 검사를 다 해볼 필요는 없다. 간단한 피검사를 통해 혈액에 류머티스 인자가 있는지, 염증치수는 올라갔는지 정도의 스크리닝 테스트만 해보면 병이 있는지 없는지 알 수 있다. 만약 류머티스 질환이 의심되면 추후 좀 더 정확한 진단을 위해 여러 가지 검사를 해봐도 늦지 않다.

원인이 다르니 치료도 다르다

퇴행성관절염과 류머티스성 관절염은 증상은 서로 비슷하지만 근본 원인은 다르다. 퇴행성관절염은 관절을 과도하게 사용하거나, 노화로 인하여 연골이 닳고 염증이 생겨 관절이 파괴되는 병이다. 반면 류머티스성 관절염은 우리 피 속에 관절을 파괴하는 항체가 생겨서, 면역체계가 관절을 파괴하는 일종의 자가면역질환이다. 근본 원인이 서로 다르기 때문에 치료적 접근도 달라져야 한다.

퇴행성관절염은 많이 써서 생기는 병이므로 최대한 아끼고, 충격을 줄이는 쪽으로 치료해야 한다. 류머티스성 관절염은 자가면역질환이므로 염증에 대한 치료도 하지만 면역을 조절하는 치료를 해야 한다.

무릎이 아프면
집 안에서도 운동화를 신어라

아담한 몸에 비교적 건강해 보이는 60대 아주머니가 병원에 왔다. 성동구에서 30년째 순댓국집을 운영하는 분인데, 이 집은 순댓국을 전통 방식으로 '토렴'해서 내는 몇 안 되는 맛집으로 전국적인 유명세를 타고 있는 집이다.

"내가 매일 식당에서 하루 종일 일을 하니까, 앉았다가 일어날 때 무릎이 아프고 쭉 안 펴져. 그리고 계단 내려갈 때 무릎이 시큰거려서 난간을 붙잡고 한 발씩 내려가야 돼."

전형적인 무릎퇴행성관절염 증상이다. 하루 종일 서서 일하고, 무거운 물건 나르는 것을 수십 년간 했으니 무릎이 아플 만도 하다.

"무릎퇴행성관절염 같아요."

"내가 벌써 퇴행성관절이라고? 아직 젊은데 웬 말이야?"

아주머니는 아주 못마땅한 표정이다.

무릎퇴행성관절염 자가진단
여성의 경우 폐경이 되면서부터 호르몬 변화로 인한 골다공증과 퇴행성질환 등이 급격히 진행돼시 65세가 되면 60~80퍼센트는 어느 정도 퇴행성관절염을 앓고 있다. 그러니 60대 여성에게 무릎퇴행성관절염이 이르다고 볼 수는 없다.

누구나 나이가 들면 조금씩 퇴행성 변화가 일어난다. 특히 무릎을 많이 사용한 사람들은 나이보다 더 빨리 퇴행이 진행된다. 퇴행성관절염을 알아보는 간단한 방법은 다음과 같다.

- 거울 앞에 똑바로 서서 무릎의 위치를 살핀다. 정면에서 봤을 때 젊었을 때보다 무릎이 휘어서 O자형 다리가 되었다면 무릎 안쪽에 퇴행성 변화가 있는 것을 의심할 수 있다.
- 손으로 자기 무릎을 만져본다. 관절의 크기가 젊었을 때보다 커지고, 주로 안쪽 무릎뼈가 튀어나와 있다면 역시 퇴행성관절염을 의심할 수 있다.

퇴행성관절염은 완치될 수 없는가?

퇴행성관절염은 오랫동안 사용해서 연골이 닳아 생기는 병이라 완치를 목표로 치료한다기보다는 앞으로 관리를 잘해야 하는 병이다. 무릎관절은 딱 한 번만 쓸 수 있는 연필 같아서 한번 써서 짧아지면 다시 길어지지 않는다. 그러니 이제는 남아 있는 무릎연골을 가지고 어떻게 오랫동안 잘 관리하면서 쓰느냐가 중요하다.

대부분의 퇴행성질환이 그렇듯이, 뭔가 해서 좋아지기보다는 안 해야 좋아지는 경우가 많다. 인간은 자신이 가지고 있는 것 중에 어느 것 하나도 내려놓으려 하지 않는다. 그래서 퇴행성관절염도 고치기 어려운 병이다.

순댓국집 아주머니도 그랬다. 일단 무릎을 쪼그리고 앉는 일은 무조건 피하고, 무릎관절에 무리가 많이 가면 관절의 수명이 줄어들게 되니 식당일도 가능한 줄이시라 했더니 고개부터 흔든다.

"안 돼. 아직은 일을 쉴 수가 없어! 딸내미도 시집을 보내야 하고, 내가 쉬면 깍두기는 누가 담아? 30년 동안 해온 일인데 절대로 그만둘 수는 없어."

아주머니의 단호함에는 절박감이 묻어 있다. 사실 그렇다. 충분히 이해가 간다. 아주머니가 아니면 누가 그 집 순댓국의 깊은 맛을 유지할 것인가? 의학적으로 옳은 일이지만 현실적으로는 받아들일 수 없는 것이다. 교과서에 나와 있는 처방에는 환자의 형편에 대한 고려가 들어 있지 않기 때문이다. 통증의 원인이 일을 많이 한 데서 오는 것이 자명한데, 일이 호구지책이다 보니 마음대로 쉬지 못하는 것이 바로 인생살이다. 이런 경우 최선의 선택이 여의치 않다면 차선의 선택을 해야 한다. 그런데 환자의 형편을 고려하면 처방을 내리기가 복잡해져 고민이 깊어진다.

"아주머니는 원래 일을 줄이고 좀 쉬는 것이 좋은데, 현재 그럴 형편이 안 되시네요. 그리고 식당일이 바빠서 자주 병원에 올 수도 없으실 테고. 이거 하나만 지켜주세요. 집 안에서 운동화를 신어보세요."

집 안에서 운동화를 신어라

의외로 무릎통증의 근본 원인이 발인 경우가 많다. 발은 땅바닥에서 오는 충격을 흡수하여 무릎으로 전해지지 않도록 완충작용을 한다. 발이 충격을 완화시키지 못하면, 그 충격이 무릎으로 전해져서 무릎통증이 발생한다. 순댓국집 아주머니의 발도 이미 평발이 진행되어 충격흡수 기능을 거의 상실한 상태다. 그런 발로 많이 걸으면 무릎은 금방 망가진다. 특히 집 안에서는 맨발로 다니기 때문에 그 충격이 더 크다. 이때 튼튼한 운동화를 신고 다니면 발의 충격흡수 기능을 배가시킬 수 있다. 무릎퇴행성관절염 초기에는 집 안에서 운동화를 신고 생활해보자. 한 달 정도면 무릎통증이 개선되는 경험을 할 수 있을 것이다.

선요(禪要)의 구절 중에 한로축괴 사자교인(韓獹逐塊 獅子咬人)이라는 말이 있다. 개는 던져진 흙덩이를 쫓아 부지런히 뛰어가지만, 사자는 그 흙덩이를 던진 사람을 물어버리는 법이다. 어떤 병이든 근본을 치료해야 완치가 가능하다.

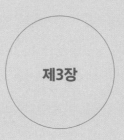

제3장

**목, 어깨, 팔꿈치
대체 어디가 문제인 거죠?**

어깨가 문제인가
목이 문제인가?

"선생님, 어깨가 아파서 왔어요. 컴퓨터 앞에 잠시만 앉아 있어도 금세 어깨가 굳고 통증이 생겨요."

"거기가 아픈 것은 어깨가 아니라 목이 문제일 가능성이 커요."

"네? 어깨가 아니라구요? 다들 어깨가 뭉쳤다고 하는데요?"

"거기에는 '승모근'과 '견갑거근'이라는 근육이 있는데, 주로 목을 지탱해주는 역할을 해요. 그래서 자세가 안 좋아서 목을 앞으로 내민 거북목이 되면, 목을 지탱해주는 근육이 긴장해서 통증이 생기는 거예요."

"이해가 잘 안 되네요! 여기가 어떻게 목이라는 거죠?"

"쉽게 알아볼 수 있어요. 목을 움직일 때 통증이 심하면 목이 문제이고, 어깨를 움직이는데 많이 불편하면 어깨가 원인이라고 생각하면 쉬워요. 자, 제가 어깨를 움직여볼 텐데요… 승모근 쪽이 아프신가요?"

"아니요. 비슷한데요!"

"그럼 이번에는 목을 움직여볼게요."

"목을 움직이니까 어깨통증이 생기는데요! 승모근 부위뿐만 아니라 견갑골 안쪽, 등 쪽으로 통증이 오네요."

"그럼 통증의 원인이 목에서 내려왔다고 생각할 수 있어요."

유발검사가 MRI 소견보다 더 정확할 때도 있다

통증의 원인을 진단하는 방법 중에 '유발검사(provocation test)'라는 것이 있다. 증상을 유발시켜서 그 원인을 찾는 진단방법이다. 방법은 간단하다. 어떤 자세나 움직임을 보일 때 통증이 발생하는지를 살펴보는 것이다. 위 환자의 경우에는 어깨를 움직였을 때는 통증의 변화가 없고, 목을 움직였을 때 승모근 쪽으로 통증이 심해졌으니 통증의 원인이 목에서 내려왔다고 판단하는 것이 맞다.

너무 간단해서 실소를 자아낼 것 같은 이 방법은 생각보다 임상에서 매우 유용하고 정확하다. 어떤 경우에는 MRI보다 유용하다.

예를 들어보자. 위의 경우에 만약 환자가 어깨통증이라고 이야기한 말만 듣고 MRI를 찍었다면 어떤 결과가 나왔을까? 원인이 목에 있으니 어깨는 정상 소견이 나왔을까? 아니다. 어깨에 이상 소견이 나왔을 가능성이 매우 높다. 원래 50년 정도 어깨를 사용하면 어깨통증이 없는 사람에게도 어깨 힘줄에 크고 작은 상처가 있게 마련이다. 나는 그런 상처들을 '세월의 흔적'이라 부른다. 우리가 이마의 주름살을 질병으로 여기지 않듯이 '세월의 흔적' 역시 질병이 아니다. 적어도 얼마 전부터 나타난 어깨통증의 직접적 원인이 아닐 가능성이 크다.

MRI 검사의 단점을 보완하는 의사와 환자의 대화

MRI 검사는 매우 세밀하게 촬영하기 때문에 작은 병변까지도 다 잡아낸다. 하지만 MRI 검사의 가장 큰 단점은 그 병변이 과거의 것인지, 지금 발생한 것인지 구분하기가 쉽지 않다는 점이다. 자칫 방심하다가는 '세월의 흔적'이 질병의 근본 원인으로 오인될 가능성이 있다. 그래서 유발검사와 환자를 세심하게 만져보는 것이 중요하다. 만약 의사가 이런 간단한 테스트를 해보지 않고 MRI 소견만 믿고 진단을 한다면, 애꿎은 어깨만 누명을 쓰고 치료를 받는 일이 생길 수 있다.

유발검사는 우리 몸 어디든지 적용이 가능하다. 예를 들어 허리통증도 내가 '앉아 있을 때 아픈지', '걸을 때 아픈지', '앉았다 일어나는 순간 아픈지', '통증을 일으키는 어떤 자세가 있는지'를 의사에게 전달하면 좀 더 정확한 진단을 받을 수 있다. 그러니 진료실에 들어가자마자 MRI를 찍자고 말하는 의사보다는 증상을 충분히 물어보고 많이 만져보는 의사를 만나면 더 정확한 진단을 받을 수 있다.

목 디스크에는
무슨 운동을 해야 할까?

"선생님, 목 디스크가 와서 팔도 저리고 목이 아파서 잠을 못 자겠어요. 무슨 운동을 해야 목 디스크가 좋아질까요?"

"지금은 운동을 안 하고 쉬셔야 하는데요."

"그래도 목 스트레칭 정도는 해야겠죠?

"아뇨, 지금은 그것도 안 하시는 것이 좋습니다."

"왜요? 스트레칭을 하고 강화 운동을 해야 목이 튼튼해지는 게 아닌가요?"

"그것은 병이 생기기 전에 하셨어야 하고, 지금은 목 디스크 급성기이므로 많이 움직이면 증상이 더 심해질 수도 있어요."

"아, 그것도 모르고 열심히 목 운동을 했네! 그럼 피해야 할 운동도 있나요?"

"목에 자극을 주는 수영과 골프는 증상을 악화시킬 수 있습니다."

운동 잘못하면 오히려 증상이 악화된다

목 디스크는 목뼈 사이의 디스크가 튀어나와서 팔로 내려가는 신경을 누르는 질병이다. 신경을 누른 디스크 주변에 염증이 발생하고 조직이 유착되어 목통증과 팔저림 증상을 일으킨다.

목 디스크 증상이 생겼을 때 목 근육 스트레칭을 하거나 강화 운동을 하는 경우를 주위에서 종종 본다. 주의해야 할 것은 목 디스크 급성기에 이런 운동을 했다가는 오히려 증상을 악화시키거나 회복을 더디게 할 수 있다. 뼈가 부러지면 한동안 깁스 고정을 해서 뼈가 제대로 붙고 나면, 그때 깁스를 풀고 스트레칭과 근육 강화 운동을 하면 된다. 목 디스크도 마찬가지다. 급성기에는 목을 최대한 쉬어서 잘 회복되도록 돕는 것이 유리하고, 증상이 좋아진 후에 스트레칭이나 강화 운동을 해야 한다.

목 디스크 급성기 때 하지 말아야 할 것

일단 통증이나 팔저림을 심하게 만드는 모든 자세나 운동은 피하는 것이 좋다. 환자들 중에는 오히려 아픈 것을 참고 운동하면 극복이 가능하다고 생각하는 사람들이 있는데, 그것은 잘못된 생각이다.

또 목 디스크가 생기면 많은 사람들이 평소에 하지 않던 스트레칭을 하려 든다. 스트레칭을 하면 긴장된 근육이 이완되기 때문에 일시적으로 증상이 완화됐다고 느끼는 것이다. 하지만 과도한 스트레칭은 오히려 급성기 디스크를 자극해서 더 심한 통증을 일으킬 수 있다. 가려운 곳을 긁으면 일시적으로는 시원하지만 긁은 것이 자극이 돼서 결국 더 가려워지는 것과 같다.

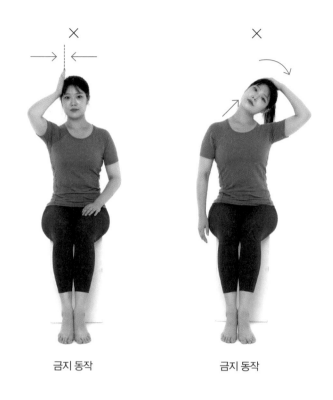

금지 동작   금지 동작

목 디스크에 도움이 되는 운동

① 팔을 들어 손바닥이 정면을 향하도록 한다.

② 팔을 당겨서 견갑골 사이를 붙인다. 견갑골 사이의 거리는 일반
　적으로 15센티미터 이하가 정상이다. 이보다 더 벌어져 있다면
　등이 굽은 상태다. 보통 견갑골 사이를 붙이라고 하면 어깨가
　으쓱 올라가는 경우가 많은데, 가능하면 목이 길어지는 쪽으로
　어깨를 내리는 것이 좋다.

③ 그 상태에서 목을 천천히 뒤로 젖힌다. 등을 펴지 않고 목을 젖

히면 목뼈의 위쪽(상부경추)만 꺾어지기 때문에 반드시 등을 편 상태에서 운동을 해야 한다. 간혹 목을 젖힐 때 통증이 심해지는 사람도 있는데, 이때는 통증이 발생하기 전까지만 목을 뒤로 젖히면 된다.

④ 목을 천천히 젖힌 상태에서 10초간 유지하고 되돌아온다.

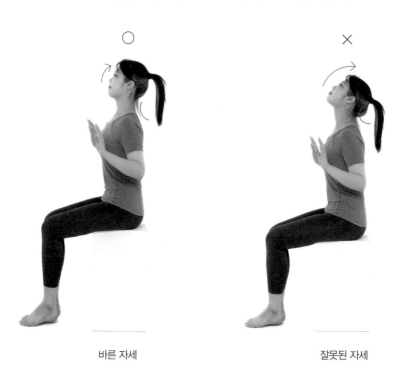

바른 자세   잘못된 자세

내 어깨 위의 곰 세 마리,
이건 뭐죠?

"어깨에 곰 세 마리 앉아 있는 것 같아요."

"컴퓨터를 오래 했더니 어깨가 빠질 것 같아요."

근골격계 통증 중에 어디가 가장 흔할까 생각해보면 단연 어깨 부위다. 그런데 우리가 매일 아프다며 주무르던 그 부위는 사실 어깨가 아니다. 우리가 가방을 메는 부위로, 스트레스 받아 '어깨가 무거울' 때 아픈 부위는 사실 목이라고 해야 맞다. 여기에는 승모근이라는 근육이 있는데, 승모근은 경추와 흉추에 붙어 있기 때문에 어깨라고 볼 수 없고 목덜미의 연장선 정도로 이해하면 된다.

승모근은 생김새가 '수도승의 모자' 같다고 해서 붙여진 이름이다. 몸의 뒤쪽 후두부부터 경추, 흉추를 따라 넓게 분포된 넓적하고 얇은 근육이다. 승모근은 상중하 세 개의 근육으로 나뉘는데, 상부 승모근은 후두부에서 경추 7번까지, 중부 승모근은 흉추 1번에서 5번까지, 하부 승모근은 흉추 6번부터 12번까지다.

승모근 안 아픈 사람을 찾기 힘든 이유

상중하 승모근 중 우리가 매일 아프다며 주무르는 근육은 상부 승모근이다. 상부 승모근이 특히 잘 뭉치는 이유는 목을 지탱하는 근육이기 때문이다. 요즘 핸드폰, 컴퓨터 때문에 대부분의 사람들이 거북목이다. 앞으로 내민 목을 뒤에서 끌어당기고 있으려니 항상 긴장되어 뭉치는 것이다.

승모근의 다른 이름이 '스트레스 근육'이다. 정신적인 스트레스로 현대인 중에 승모근이 안 아픈 사람을 찾기 힘들다. 승모근의 긴장이 오래되면 근육이 발달해서 커지는데, 이를 '승모승천'이라고 한다. 미용적으로 아름답지 않기 때문에 그 부분을 없애기 위해서 운동도 하고, 보톡스로 근육을 줄이기도 한다.

통증 부위를 정확히 찾는 법

상부 승모근이 뭉치고 근막이 손상돼서 트리거 포인트(통증유발점)가 생기면 목통증, 어깨통증 외에 두통이 생긴다. 두통은 후두부부터 측두부를 타고, 앞으로 가서 이마와 눈 위쪽까지 이어진다. 어깨가 빠질 것 같다고 이야기하는 것은 대부분 상부 승모근의 트리거 포인트 때문이다. 엄지손가락으로 승모근을 따라 눌러보면 '찌릿'하면서 통증이 느껴지는데, 그 부분을 트리거 포인트라고 한다.

중부, 하부 승모근에 문제가 생기면 견갑골 안쪽을 따라 통증이 발생한다. 팔을 반대쪽 겨드랑이 아래로 당기면, 견갑골이 바깥쪽으로 이동하면서 통증 부위를 찾을 수 있다.

승모근이 약하면 자세, 몸매 다 망가진다

상부 승모근이 약하면 목이 앞으로 나오는 것을 제대로 잡아주지 못하기 때문에 거북목이 된다. 목이 앞으로 나오면 등과 허리가 구부 정해지면서 아랫배가 튀어나오고, 엉덩이는 아래로 처지게 된다.

중부 승모근이 약하면 어깨를 뒤쪽에서 잡아주지 못하기 때문에 어깨가 앞쪽으로 말리면서 라운드숄더가 된다. 팔이 안쪽으로 돌아가면 뒤쪽의 팔뚝살이 튀어나와 보이고, 등은 안쪽으로 굽으면서 가슴이 처진다.

하부 승모근이 약하면 어깨를 아래쪽으로 당기는 힘이 약해지면서 어깨가 으쓱 올라가고, 목은 짧아 보인다. 상부 승모근이 올라가는 승모승천도 결국 하부 승모근의 약화와 관련 있다.

내 승모근은 괜찮은 걸까?

승모근에 문제가 생기면 근력이 약해진다. 근력이 약해지면 라운드숄더가 심해지고, 등이 굽어 구부정해지게 된다. 문제는 이렇게 자세가 변형되면 승모근에 미치는 하중이 커져서 승모근을 더욱 약하게 만든다는 것이다. 따라서 승모근 어디에 문제가 있는지 찾아내서 긴장으로 짧아진 근육은 늘리고, 기능이 떨어진 근육은 강화하는 것이 중요하다.

상부 승모근 근력 검사법

① 어깨를 으쓱 올리고, 목을 옆으로 기울여 어깨와 귀를 붙인다.

② 검사자는 환자의 어깨와 머리를 잡고 반대 방향으로 당긴다.

③ 정상적으로는 어깨와 귀 사이가 벌어지지 않고 단단하게 버틸 수 있어야 한다.

④ 만약 어깨와 귀 사이가 벌어진다면 상부 승모근이 약한 상태라고 판단한다.

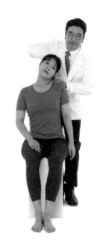

중부 승모근 근력 검사법

① 팔을 펴서 90도로 벌린다.

② 엄지손가락이 뒤쪽으로 향한 상태에서 팔을 뒤쪽으로 신전시킨다.

③ 검사자가 팔을 앞쪽으로 밀었을 때 팔이 버티지 못하면 중부 승모근이 약한 상태라고 판단한다.

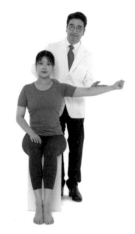

하부 승모근 근력 검사법

① 팔을 펴서 위쪽으로 45도 벌린다.

② 엄지손가락이 뒤쪽으로 향한 상태에서 팔을 뒤쪽으로 늘여서 펼친다.

③ 검사자가 팔을 앞쪽으로 밀었을 때 팔이 버티지 못하면 하부 승모근이 약한 상태라고 판단한다.

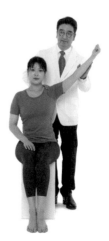

집에서 할 수 있는 승모근 치료법

승모근 마사지

가장 쉬운 방법은 엄지손가락으로 눌러봐서 통증이 느껴지는 부분을 마사지하는 것이다. 통증이 유난히 느껴지는 통증유발점은 20초간 꾹 누르고 있다가 떼기만 해도 증상이 좋아지는 경우가 있다.

승모근 강화 운동 1

① 엎드려서 양팔을 90도로 벌린다.

② 아령이나 500밀리리터 생수병을 들고 엄지손가락이 위를 향하도록 팔을 돌린다.

③ 팔을 위쪽으로 천천히 신전시켰다 제자리로 온다.

④ 10회 반복한다.

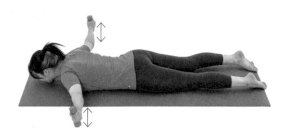

승모근 강화 운동 2

① 엎드려서 양팔을 45도로 벌린다.

② 아령이나 500밀리리터 생수병을 들고 엄지손가락이 위를 향하

도록 팔을 돌린다.

③ 팔을 위쪽으로 천천히 신전시켰다 제자리로 온다.

④ 10회 반복한다.

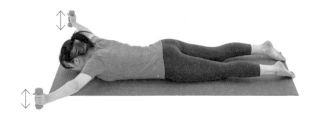

어깨 돌릴 때 소리가 나는데
괜찮은 걸까요?

Q1. 어깨 돌릴 때 속에서 우드득 소리가 나는데 괜찮은 건가요?

소리 나는 것은 병은 아니지만 건강한 상태는 아니에요. 힘줄이 뼈와 부딪히고 있기 때문에 언젠가는 염증이 생기고, 회전근개 파열이 생길 수 있어요.

Q2. 그 소리의 정체는 도대체 뭐죠?

회전근개라고 하는 어깨 돌리는 역할의 힘줄이, 위팔뼈와 견봉 사이를 지나가다가 뼈 사이에 끼어 튕겨지면서 나는 소리예요.

Q3. 병원에서는 왜 이상이 없다고 하는 거죠?

아직 질병으로 진단할 만큼 심하지 않아서, 병원에서는 치료해야 될 정도는 아니라고 판단한 거죠.

Q4. 어렸을 때는 어깨를 돌려도 이렇게까지 소리가 나지는 않았거든요? 그런데 나이 들면서 소리가 점점 심해지는 것 같아

요. 왜 그런 건가요?

나이가 들면 등이 굽고 어깨가 안쪽으로 말리게 됩니다. 어깨가 안쪽으로 말릴수록 힘줄이 지나가는 공간이 좁아져서, 뼈에 걸려 퉁겨지면서 우드득 소리가 나게 돼요.

Q5. 제 어깨가 안쪽으로 말렸단 말인가요?

요즘처럼 컴퓨터와 스마트폰을 많이 하는 시대에는 대부분 어깨가 안쪽으로 말려 있어요. 그러면 등이 굽고 목이 앞으로 나와 거북목이 되죠. 어깨와 목은 연결돼서 동시에 움직이거든요. 어깨가 안쪽으로 말렸는지 간단하

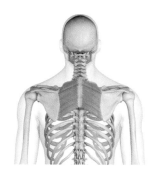

게 알아보는 방법이 있어요. 견갑골 사이를 재보는 거예요. 등 뒤쪽 좌우 견갑골의 간격을 재보았을 때 15센티미터 이하가 정상이에요. 만약 그 이상이면 등이 굽고 어깨가 말린 것을 의심해볼 수 있어요.

Q6. 제 어깨에서 소리는 나지만 그 부분이 특별히 아픈 것은 아니거든요. 그러면 괜찮은 거 아닌가요?

지금 당장은 아프지 않아도 계속 소리가 나고, 힘줄과 뼈가 닿아서 퉁겨지다 보면 힘줄에 퇴행성 변화가 일어나서 힘줄염을 일으키고, 결국에는 파열이 일어날 수 있으니 조심해야 돼요.

Q7. 근본적인 해결방법이 없을까요?

　결국 말린 어깨가 펴져서 힘줄이 지나다닐 수 있는 공간이 넓어지는 것이 가장 이상적인 해결방법인데, 그것이 쉽지가 않아요. 왜냐하면 등이 굽고 목이 앞으로 나오는 것은 십수 년에 걸쳐 서서히 진행되기 때문에 운동을 해도 아주 천천히 좋아지거든요. 집에서 할 수 있는 운동법을 알려드릴게요.

견갑골 붙이기 운동

① 팔을 앞으로 뻗었다가 팔꿈치를 뒤로 최대한 밀어서 견갑골 사이를 좁혀본다.
② 최대한 어깨를 아래로 내리는 기분으로 힘을 준다.
③ 10초간 유지하고 천천히 힘을 뺀다.
④ 10회 반복한다.

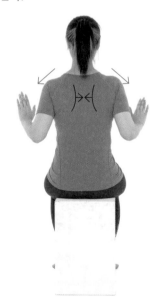

Q8. 어떤 것을 조심해야 하나요?

일단 어깨에서 우드득 소리가 나는 동작을 피하는 것이 좋아요. 어깨가 불편하니까 운동한다고 어깨를 휙휙 돌리는 사람들이 있는데, 너무 빨리 세게 돌리면 힘줄이 뼈에 더 세게 부딪혀서 증상이 악화될 수도 있어요. 또 산책로를 걷다 보면 어깨 돌리는 운동기구를 볼 수 있는데, 어깨에서 소리가 나는 사람들은 그런 기구도 조심스럽게 사용해야 돼요. 수영도 조심해야 해요. 수영은 여러모로 건강에 도움이 되지만, 어깨 회전근개에 문제가 있을 때는 증상을 악화시키는 경우가 많아요. 특히 자유형이나 접영처럼 어깨를 심하게 움직여야 하는 경우에는 더욱 조심해야 돼요. 그 밖에 벤치프레스나 팔굽혀펴기를 할 때도 어깨힘줄에 무리가 가는 경우가 많아 주의가 필요해요.

어깨 재활에 도움이 되는
3가지 마사지

어깨가 아파 병원에 가면 오십견인지, 회전근개의 문제인지를 검사한다. 통증의 원인이 관절에 있는지, 힘줄에 있는지에 따라 치료법도 달라지기 때문이다. 이 두 가지 질환은 생각보다 구별해내기가 어려워서 병원에서도 종종 잘못 짚어내는 경우가 있다. 어깨통증은 주로 자세나 어깨의 위치와 관련이 있기 때문에 운동치료가 필수다. 하지만 증상이 좋아지기까지는 상당한 시간이 요구된다. 근본 원인이 없어지는 것도 중요하지만 당장 어깨가 아프고, 안 올라가면 여간 불편한 게 아니다.

어깨 재활 마사지는 통증의 원인이 어디에 있든, 본인의 손으로 마사지하는 것만으로도 어깨통증을 개선시킬 수 있는 방법이다. 방법도 간단하다. 어깨 주위에 숨어 있는 세 가지 근육을 각각 하루 10분씩 손으로 마사지해주면 된다. 이름조차 생소한 이 근육은 전거근, 견갑하근, 소흉근이다. 집에서도 쉽게 할 수 있으니 하루 10분씩만 투자해보자. 어깨통증도 경감되고, 굳어서 안 올라가던 팔도 올라가는 경험을 하게 될 것이다.

전거근 마사지

전거근은 흉곽 옆쪽 제1~9번 갈비뼈에 걸쳐서 톱니 모양으로 붙어 있는 근육이다. 어깨가 제 위치에 있도록 지지해주는 근육이다. 오십견 때문에 팔이 잘 안 올라가는 사람은 이곳을 마사지해주면 팔이 잘 올라가는 경우도 있다.

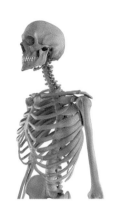

① 아픈 쪽 팔을 구부려 손등을 이마에 댄다.
② 반대쪽 손을 겨드랑이 바로 아래, 몸통 옆에 댄다.
③ 손끝을 이용해서 원을 그리듯 마사지 한다.
＊갈비뼈에 멍든 것처럼 아플 수 있다. 마사지 강도는 너무 아프지 않을 정도가 좋다.

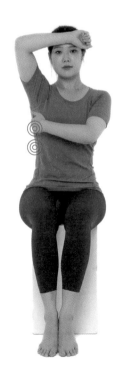

견갑하근 마사지

견갑하근은 쉽게 만져지지 않는 지점에
있다. 팔을 들어 뒷목을 잡고, 겨드랑이 안쪽
으로 손을 깊숙이 넣어 만지면 멍든 것처럼
아픈 곳이 있는데, 그곳이 견갑하근이다. 견
갑골의 앞면을 만진다고 생각하면 된다. 만
약 어깨 뒤쪽(등쪽)이 아프고, 그 통증이 팔을
타고 손등 쪽으로 뻗치는 느낌이면 견갑하근
을 마사지해주면 좋다.

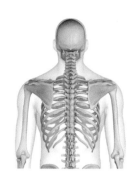

① 아픈 쪽 팔을 들어 뒷목에 갖다 댄다.
② 반대쪽 손을 겨드랑이 안쪽으로 넣어
　아픈 지점을 확인한다.
③ 손끝으로 원을 그리듯 마사지한다.

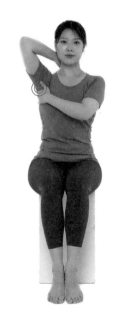

소흉근 마사지

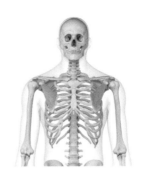

자세가 항상 구부정하고 거북목인 사
람들은 소흉근 마사지를 해보자. 소흉근
이 긴장해서 짧아지면 어깨가 굽고 목이
앞으로 나오고, 심하면 팔이 저리기도 한
다. 소흉근은 가슴 앞쪽에 있는데, 대흉근
아래쪽에 있기 때문에 마사지할 때는 깊숙이 눌러서 가슴 쪽으로 쓰
다듬듯 마사지하면 된다.

① 아픈 쪽 가슴 위쪽의 소흉근 지점에 반대쪽 손을 갖다 댄다.
② 손끝에 힘을 주어 가슴 쪽으로 쓸어내리듯 마사지한다.

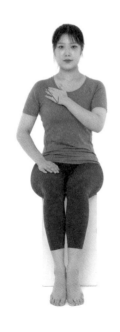
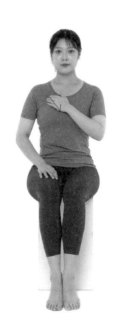

근육이 긴장되어 있을수록 마사지할 때 통증이 심하다. 대다수는 강하게 마사지할수록 좋아지는 줄 알고, 고통을 참으면서 더 세게 마사지하는데 그러면 근육이 더욱 긴장되어 통증이 심해질 수 있다. 마사지는 아프지 않을 정도로 살살 시작해서 근육이 이완되고 통증이 줄어들면 점차 강도를 올려가는 것이 좋다.

오십견,
기다리면 저절로 나아진다고?

50년 정도 쓰면 어깨관절도 노후가 되어 기능이 떨어진다. 그러면 우리 몸은 향후 50년을 준비하기 위하여 관절을 굳혀놓고 리노베이션을 한다. 어찌 보면 오십견은 질병이라기보다는 몸이 하는 재건사업이라 할 수 있다.

오십견은 가만 놔둬도 '지나가는 병'이다. 어느 순간 홀연히 찾아와서 내 어깨에 머물다가, 또 언제 그랬냐는 듯 사라진다. 어떤 사람은 한쪽 어깨가 먼저 아프다가 나을 때쯤 반대쪽 어깨로 넘어가기도 한다. 어차피 지나가는 병이라면 그냥 나을 때까지 기다리면 되지 않을까 싶기도 한데, 그 기간이 18~24개월이나 되어 통증과 불편을 참고 인내하기에는 긴 시간이다.

오십견과 회전근개 파열은 어떻게 다른가

오십견은 어깨관절낭에 염증이 생겨 굳는 것이고, 회전근개 파열은 어깨를 회전시키는 힘줄이 파열되어 생기는 질환이다. 힘줄은 어깨관절 바깥에 있는 구조물이므로 오십견과는 병소의 위치도 다르고, 치

177

료법도 다르다.

두 질환의 예후도 달라서 오십견은 18개월 정도 지나면 대부분 저절로 회복되는 소위 '지나가는 병'이고, 회전근개 파열은 시간이 지날수록 심해지는 '진행되는 병'이다. 따라서 오십견은 아프지 않게 18개월을 현명하게 잘 보내는 것이 목적이고, 회전근개 파열은 진행되지 않도록 조기에 치료하고, 자세와 습관을 고치는 노력을 해야 한다.

오십견과 회전근개 파열을 구분하는 법

오십견이랑 회전근개 파열은 증상도 비슷하고, 어떤 경우에는 동시에 생기기도 해서 두 가지를 구별하는 것이 쉬운 일은 아니다. 때로

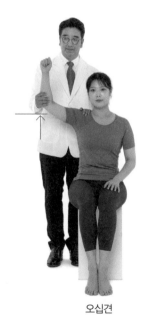
오십견

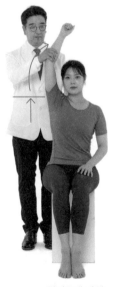
회전근개 파열

는 의사들도 진단에 어려움을 겪기도 한다.

이 두 가지 질환을 쉽게 구분하려면 아픈 팔을 들어보면 된다. 만약 오십견처럼 관절이 굳어 있는 상태라면 팔이 어느 정도 올라가다가 더 이상 올라가지 않는 지점이 생기면서 통증이 발생할 것이다. 회전근개처럼 힘줄에 염증이 있는 경우라면 팔을 올릴 때 특정 각도에서 통증이 생기지만, 그 지점을 지나면 통증이 줄어들면서 팔이 끝까지 올라갈 가능성이 높다.

아령 돌리기 운동

아령 돌리기는 관절이 굳어서 안 움직이는 오십견의 통증을 개선시킬 수 있는 운동법이다.

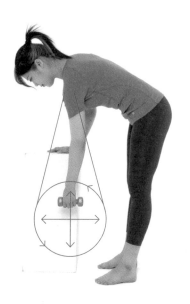

① 적당한 무게의 아령을 가볍게 잡고 허리를 숙인다. 허리를 숙이면 허리통증이 발생할 수 있으므로, 반대편 손으로 테이블을 지지하고 허리를 숙이는 것이 좋다. 적당한 무게의 아령이 없으면 작은 생수통에 물을 넣어서 사용해도 되고, 다리미 같은 물건을 들고 해도 된다.

② 아령 든 팔의 힘을 완전히 빼서 어깨관절이 아래쪽으로 쑥 빠지도록 한다. 관절이 앞쪽으로 빠져나온 상태가 관절에 무리를 주지 않고 운동할 수 있는 가장 좋은 자세다.

③ 앞뒤로 흔든다.

④ 좌우로 흔든다.

⑤ 원을 그린다. 통증이 없는 최대한의 범위까지 흔들면 된다.

팔꿈치 통증이 잘 낫지 않는 4가지 이유

"이번에 친구들하고 동남아로 골프 여행을 가서, 14일 동안 매일 골프를 쳤더니 팔꿈치가 아파서 죽겠어. 뭘 들 수도 없고 젓가락질도 못하고 불편해 죽겠으니, 빨리 좀 고쳐줘요."

가끔 병원에 오는 70대 아주머니가 이번에는 몹시 힘든가 보다.

"아이고, 골프랑 무슨 원수를 졌다고 그렇게 많이 치셨대요?"

초음파 장비로 팔꿈치를 들여다봤더니 팔꿈치 힘줄이 충격을 받아서 많이 손상된 상태다.

"아이고, 힘줄이 많이 상했는데 어쩌죠? 내년 봄까지는 당분간 골프는 안 하시는 게 좋을 것 같은데요."

"안 돼! 앞으로도 계속 골프 약속이 잡혀 있거든. 그러지 말고 어떻게든 고쳐봐요."

"이렇게 계속 치시면, 앞으로 영영 골프를 못 치실 수도 있어요."

"그렇게 무섭게 말하지 마. 내가 골프 치는 게 유일한 낙인데, 그거 못 치게 되면 확 죽어버릴 거야."

"스테로이드 맞으면 금방 괜찮다는데, 그거 놔주면 안 되나?"

"스테로이드 주사 맞으면 금방 안 아프기는 한데, 아주머니처럼 계속 팔꿈치를 쓰시는 분은 놔드릴 수가 없어요. 안 아프면 분명히 또 치실 거잖아요!"

"당연하지!"

"팔꿈치는 통증이 사라진다고 해서 나은 게 아니에요. 그 상태에서 또 골프 치면 금방 재발하고, 몇 번 재발하다 보면 그다음에는 난치병이 돼서 치료방법이 없어져요."

"이번 주말에도 약속이 잡혔으니까, 어떻게든 고쳐줘요."

하루도 빼놓지 않고 거의 매일 진료실에서 벌어지는 광경이다. 팔꿈치 통증 환자는 정말 많다. 국민건강보험공단 자료에 의하면 팔꿈치 통증으로 치료받은 사람이 한 해 72만 명이나 된다고 한다.

우리가 흔히 '테니스엘보'라고 하는 팔꿈치 통증은 대표적인 '얕잡아 보다가 큰코다치는 병'이다. 나는 환자에게 질병에 대해서 설명할 때 대부분 안심시키는 이야기를 많이 하는 편이지만, '엘보'만큼은 오히려 겁을 주는 편이다. 초기에 겁을 먹고 철저히 관리를 해야 좋아질 기회가 있지, 처음 별것 아니겠거니 하고 아픈데도 계속 사용했다가는 난치병이 되어 후회하는 경우가 많기 때문이다.

인대 염증이 아니라 인대의 퇴행성 변화다

'엘보'의 의학적 진단은 '상완골의 상과염'이다. 손목을 신전시키는 힘줄이 뼈에 붙는 자리에 염증이 생겼다는 뜻이다. 염증이 있기 때문에 소염제를 쓰고 스테로이드를 쓴다. 하지만 실제로 들여다보면 힘줄에 염증이 생긴 것보다는 퇴행성 변화로 인하여 너덜너덜해진 경우가 더 많다. 그래서 일반적인 염증이 가라앉는 치료법이 효과가 떨어진다.

통증이 없어졌다고 나은 것이 아니다

치료에 실패하는 가장 흔한 것이 통증이 없어지면 바로 손목을 무리해서 쓰는 경우이다. 중요한 점은 통증이 없어졌다고 조직이 안정되고, 다시 기능을 찾은 것이 아니라는 것이다. 근육과 힘줄의 기능이 되돌아오지 않은 상태에서 다시 사용하면, 갑옷을 입지 않고 전쟁터로 나가는 것과 같다. 조금만 써도 바로 재발하게 된다. 연구에 의하면 같은 부위가 세 번째 재발하면, 다시 재발할 확률이 90퍼센트가 넘는다고 한다. 현실적으로 완치가 어렵다는 말이다.

아픈 부위만 치료하면 효과 보기 어렵다

팔꿈치 통증은 힘줄이 뼈에 붙는 자리에서 생기는 질환이다. 그래서 그 부위만 치료하는 경우가 많다. 하지만 통증이 없는 힘줄, 근육, 근막 모두 문제가 있다. 그러니 팔뚝 여러 부위를 모두 치료해야만 효과를 볼 수 있다. 더 넓게 보면 라운드숄더, 손목의 내회전과도 관련이 있기 때문에 전신 체형을 바르게 하는 것도 고려해야 한다.

직업이나 취미 때문에 재발한다

가장 치료하기 힘든 사례가, 고치면 바로 다시 골프를 치는 골프광이나 손을 많이 사용하는 업종에 종사하는 환자의 경우다. 앞에서 이야기한 사례처럼 통증이 있는데도 계속 골프를 치거나 조선소에서 망치를 사용하는 환자, 또는 하루 종일 초밥을 만드는 환자는 완치가 어렵다.

그 외에 스테로이드를 반복해서 사용하는 경우에도 재발이 잘되고, 잘 낫지 않은 상태로 변화된다. 또 과로해서 부신호르몬이 떨어지거나 갱년기에 성호르몬이 떨어질 때도 인대가 약해져서 팔꿈치 통증이 잘 발생한다. 그런 경우에는 특별히 많이 사용하지 않았는데도 양측성으로 발생하고, 치료에도 잘 반응하지 않는 특징이 있다.

집에서 할 수 있는
팔꿈치 재활치료

"테니스엘보입니다. 가능하면 덜 쓰셔야 돼요."

"선생님~ 제가 골프 약속이 잡혀 있어서요. 어떻게 안 될까요?"

"그랬다가는 통증이 심해질 수도 있어요."

"제 친구는 저랑 비슷하게 아픈데도 골프를 계속 치는데… 그냥 좋아졌다고 하던데요?"

"친구가 그렇다고 환자분도 그럴 거라고 생각하시면 안 됩니다."

"최대한 안 할 테니 방법을 알려주세요."

"일단 연습장은 가지 마시고 필드만 나가세요. 필드에서는 한 시간에 풀스윙을 10번 정도 하지만, 연습장에서는 200회도 넘게 하니까요. 그리고 겨울은 땅이 얼어 있어서 충격이 크기 때문에 피하는 것이 중요합니다. 그리고 한번 치면 반드시 3일은 쉬는 기간을 두고 다시 쳐야지, 연달아 치면 금방 재발합니다."

"집에서 팔꿈치가 아프면 핫팩이 좋을까요? 콜드팩이 좋을까요?"

"일단 골프를 친 다음에 통증이 생기면, 3일 동안은 콜드팩이 좋습니다. 그다음에 핫팩으로 바꾸시면 됩니다."

팔꿈치 통증에 팔뚝 마사지는 필수

팔꿈치 통증이 있을 때 마사지를 하라고 하면, 대부분 통증이 있는 팔꿈치 부분을 마사지한다. 하지만 손상된 팔꿈치 부분을 강하게 마

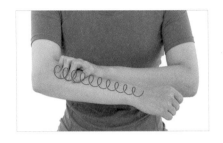

사지했다가는 오히려 증상을 악화시킬 수 있으니, 통증이 있는 부분은 가급적 마사지를 하지 않는 것이 좋다. 반면 팔뚝 부분 근육은 반드시 마사지를 해야 한다. 팔뚝 근육은 팔꿈치로 전해지는 충격을 흡수하는 갑옷 역할을 하는 것으로, 만약 팔꿈치에 통증이 있다면 팔뚝이 다친 상태인 것이다. 팔뚝이 다쳐 기능이 떨어진 상태에서 팔꿈치가 안 아프다고 바로 사용하면 재발하고 만다. 그러니 팔뚝에 통증이 없다 하더라도 팔꿈치가 아프면 팔뚝을 마사지해야 한다.

일반적으로 30회 정도의 마사지를 하루 2회 이상, 2주 정도 하면 근육을 눌러도 통증이 거의 느껴지지 않는 단계가 된다. 이때부터는 강화 운동을 시작해야 한다.

초간단 근력 강화 운동

마사지를 해서 손상된 근육과 근막이 진정되었다 하더라도 근육의 기능이 돌아오지 않으면 바로 재발하게 된다. 기능이 떨어지면 잃어버린 근력을 강화 운동을 통해 되찾아야 한다. 팔꿈치 통증이 심할 때는 굳이 힘든 운동을 하기보다는 500밀리리터 생수병을 들고 1분을 버

티는 것으로 충분하다.

10회씩 반복하기를 세 차례 연속 진행한다. 강화 운동을 4주 정도 하면 증상의 호전을 기대할 수 있다.

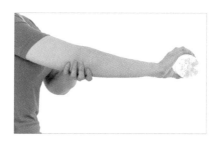

스트레칭을 할 때는 인대를 잡고 해야 한다

테니스엘보는 팔꿈치 부분 힘줄의 퇴행성 변화로 탄력을 잃고 늘어나 있고, 팔뚝 근육은 짧아져서 제 기능을 못하는 상태다. 스트레칭을 하면 힘줄 부분이 더욱 당겨지면서 증상이 악화될 수 있다. 그러니 팔뚝 근육을 스트레칭할 때는 반대편 손의 검지와 중지, 두 손가락으로 팔꿈치 부분 1인치를 잘 고정시킨 다음에 해야 한다. 긴장된 팔뚝 근육은 스트레칭을 해야 하기 때문이다. 또한 거북목, 라운드숄더 등 팔을 내회전시키는 자세는 신전근(근육 작용)에 지속적으로 스트레스를 주므로 엘보 통증을 악화시킨다. 우리가 하루 종일 하는 스마트폰, 컴퓨터 등이 이에 해당된다.

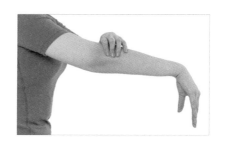

엘보밴드 올바른 사용법

팔꿈치 통증이 있을 때 착용하는 보조기를 엘보밴드라고 한다. 엘보밴드는 팔꿈치로 전해지는 충격을 흡수해서 팔꿈치 통증을 경감시키는 역할을 한다. 엘보밴드는 착용하는 위치가 중요한데, 팔꿈치에 차는 것이 아니라 팔뚝에 차는 것이다.

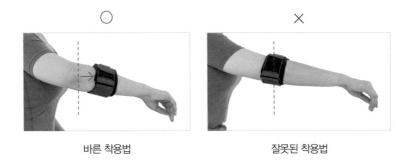

○ 바른 착용법   × 잘못된 착용법

손주 안아주다가 생긴
친정엄마의 병

"손목이 아파서 죽겠는데, 딸이란 게 엄마 아픈지도 모르고 자기 바쁘다고 애만 맡기고 휙 가버리네요. 어찌나 서러운지…. 나도 이제 늙어서 힘든데, 애 좀 제발 그만 데려왔으면 좋겠어요."

'오면 좋고 가면 더 좋다'는 게 손자를 봐주는 할머니(친정엄마)들의 진심이다. 손자가 찾아오면 반갑고 안아주고 싶은데, 그것도 한두 시간이지 반나절이 넘어가면 탈진해버린다. 안아달라고 달려드는 손자의 넘치는 에너지를 감당하기에 할머니의 힘은 턱없이 부족하다.

"손목 어디가 아프세요?"

"엄지손가락 쪽인데 손목이 아파서 젓가락질도 어렵고, 글씨 쓰기도 어려워요."

"그럼 엄지손가락을 나머지 손가락으로 감싸쥐시고, 제가 손목을 꺾어볼 테니 어떤지 보세요."

"아야! 그렇게 꺾으니까 엄청나게 아프네요!"

"이렇게 손목을 꺾을 때 아프면 드퀘르벵 병을 의심해요."

"드~퀘~? 뭐라구요?"

"손목에 생기는 건초염이라고 생각하시면 돼요. 엄지손가락을 움직이는 힘줄과 힘줄을 싸고 있는 막(건초)에 염증이 생기는 병이에요."

"그런 병이 왜 생겼을까요?"

"손자들이 많이 안아달라고 하죠? 아이를 안을 때 겨드랑이에 손을 껴서 들어올리는데, 그때 잘못하면 손목인대에 무리가 가서 염증이 생기게 돼요."

"그럼 손자 봐주다가 생긴 병이네!"

"네, 그래서 제가 '친정엄마 병'이라고 별명을 지었어요."

"딸이 육아휴직 기간이 좀 남았는데 그래도 빨리 복직하겠다고 하니, 애를 안 봐줄 수도 없고…. 빨리 낫는 방법은 없을까요?"

"평소 엄지손가락을 고정하는 보조기를 착용하시고, 치료를 받으시면 좋아질 거예요. 그보다 아이를 안을 때 손목에 무리가 가지 않도록 통증이 오는 자세는 피하고 가능한 아끼는 것이 중요합니다."

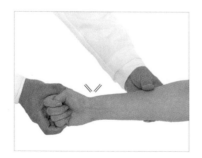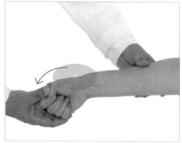

핑켈스테인 검사법(Finkelstein test)

친정엄마의 희생만이 유일한 대안일까?

이 시대의 친정엄마들은 부모를 봉양해야 했으나 자신은 자식으로부터 봉양을 못 받는 최초 세대이자 자식뿐만 아니라 손자까지 키워주는 첫 번째 세대다. 그러면서 딸에게는 하소연도 못한다. 아무리 아파도 겉으로는 멀쩡해 보여 꾀병처럼 보일 수 있고, 한편으로는 아프다고 하면 자식들이 안 찾아올까 봐 이야기도 못하고 혼자서 몰래 병원을 찾기도 한다.

친정엄마도 여자다. 50대 후반에서 60대 초반이면 여자 나이 최고의 전성기다. 인생을 즐겨야 할 시기에 아이 양육하느라 희생하는 것은 합당하지 않다. 아이 양육의 문제는 오늘날에도 풀리지 않는 숙제이기는 하지만, 그렇다고 친정엄마의 희생이 대안은 아니다.

아이 양육은 이제 나라에서 전적으로 책임져야 한다. 예전에는 아이를 키우면 그 아이가 한 가족의 노동력이 되어 부모를 봉양했지만, 이제 그런 시대는 끝났다. 아이들도 나라에 세금을 내고 있으니, 수혜 당사자인 나라가 아이를 양육하는 것이 옳다. 자꾸 친정엄마만 찾지 말고 전국 지자체 담당 부서에 대책을 요구하는 것이 맞다.

손발이 저리고
자꾸 쥐가 날 때

70대 중반 어르신이 진료실로 들어왔다. 마른 체격이었지만 검게 그을린 얼굴에 깊이 파인 주름이 건강해 보이는 인상이다.

"내가 이 나이에 아직도 과수원에서 일을 하는데…. 요즘 자꾸 자다가 쥐가 나서 깬단 말이야. 한참 다리를 주무르고 나면 그날은 꼬박 뜬눈으로 밤을 새는 날이야. 이렇게 밤에 잠을 못 자면 그다음 날 컨디션이 너무 안 좋아서 일을 할 수가 없어. 그리고 나이가 들어서 그런지 항상 손발이 차고 저려서 문제야. 혈액순환이 안 되나 봐."

나이가 들면 흔히 앓는 증상들이다. 하지만 의학적으로 쥐가 왜 나는지는 정확히 알려진 바 없다. 그래서 병원에서도 혈액순환 개선제를 처방하거나 운동 열심히 하라고 하는 정도가 전부다.

"제가 집에서 할 수 있는 일들을 몇 가지 알려드릴 테니 꾸준히 실천해보세요. 아마 효과를 보실 수 있을 거예요."

하루에 따뜻한 물 2리터를 나눠서 조금씩 마신다
혈액순환이 안 되는 이유는 결국 몸에 물이 부족해서다. 탈수가 되면 혈액도 끈적거리고 혈액순환 기능도 떨어진다. 성인 남성은 하루에 2리터 정도의 물이 필요하다. 하지만 무조건 물을 많이 마신다고 해결되지는 않는다. 물 마시는 데도 노하우가 필요하다.

- 상온이나 따뜻한 물을 마시는 것이 좋다. 찬물은 되도록 피해야 한다.
- 물을 한번에 벌컥벌컥 많이 마시지 말고 한 모금씩 나누어 자주 마셔야 효과가 있다. 세포 안으로 물이 흡수되는 데는 시간이 필요하다. 만약 한번에 많은 양의 물을 마신다면 세포로 들어가지 않아 화장실만 자주 가게 된다.
- 식사 전후 30분, 식사 중에 물이나 국물이 많은 음식을 먹으면 위산이 희석된다. 위산이 희석되면 고기를 소화시키지 못해서 장이 나빠진다. 밤늦게 물을 많이 마시는 것도 피하는 것이 좋다. 밤에 물을 많이 마시면 자다 깨서 화장실을 가야 하기 때문이다. 노인들의 불면증의 주요 원인 중 하나가 소변 때문에 밤에 깨서 잠을 못 이루는 것이다.

바나나와 토마토를 먹는다

수분 보충 외에 집에서 할 수 있는 일이 전해질과 무기질, 특히 근육 수축과 이완에 영향을 미치는 마그네슘이 많이 들어 있는 음식을 섭취하는 것이다. 전해질과 무기질은 채소나 과일에 많다. 특히 바나나와 토마토는 전해질과 무기질이 풍부해서 근육이 수축과 이완을 하는 데 도움이 된다. 만약 낮에 심한 운동을 해서 땀을 많이 흘렸다면 전해질이 부족해져 밤에 쥐가 날 가능성이 높으므로 바나나나 토마토를 먹으면 좋다.

종아리 펌프, 팔뚝 펌프를 활용해본다

우리 몸에는 혈액순환을 돕는 제2의 심장이 있다. 바로 종아리근육이다. 종아리근육이 수축할 때 하체에 정체되어 있던 혈액을 심장 방향으로 쭉쭉 짜주기 때문에 전신 혈액순환이 개선된다. 종아리가 제2의 심장이라면, 제3의 심장도 있다. 바로 팔뚝근육이다. 팔뚝근육을 수축하면 마찬가지로 상체에 정체되어 있던 혈액을 심장 쪽으로 보내준다.

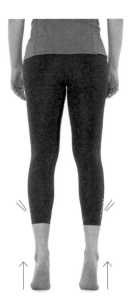

"팔다리 펌프를 작동시키는 간단한 동작을 알려드릴게요. 먼저 종아리부터 해보고, 팔뚝근육도 수축시켜보세요. 팔다리를 동시에 해보면 효과 만점이에요."

종아리 펌프 운동

① 두 발을 어깨너비로 벌리고 선다.

② 뒤꿈치를 3초간 천천히 최대한 들어올린다.

③ 3초간 유지하다가 다시 3초간 천천

히 내린다.

④ 10회 반복한다.

팔뚝 펌프 운동

① 손끝부터 천천히 말아쥔다. 이때 가능한 한 힘껏 주먹을 쥔다.

② 주먹을 쥔 후에는 손목을 최대한 굴곡시킨다.

③ 3초간 머문 후에 역순으로 손목을 최대한 신전시킨 후, 천천히
   주먹을 펴서 손가락까지 완전히 신전시킨다.

④ 10회 반복한다.

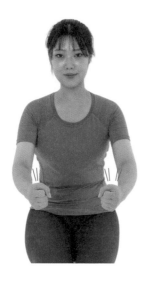
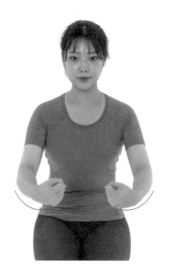

3부

모든 통증에 효과 있는
3대 솔루션

제1장

암도, 노화도
근육으로 막는다

근육량이 늘면
건강수명도 길어진다

통계에 의하면 1971년에 출생한 사람은 특별한 사고가 없는 한 100년을 산다고 한다. 의학기술이 발전하면서 이제는 웬만한 병으로는 죽지 않는다. 암의 완치율도 비약적으로 올라가고 있다. 요즘에는 암을 없애지는 못해도 암과 더불어 건강하게 살아가는 사람이 많아지고 있다.

인간의 유전자 말단에 달려 있는 텔로미어(Telomere)가 여러 번 복제하여 닳아 없어지면, 더 이상 분열하지 못하고 사멸한다는 '텔로미어 이론'은 인간의 최대수명을 120년 정도라고 예측하고 있다. 그렇다면 100세에 근접한 인간의 수명을 120년으로 20년 연장시킬 주인공은 누굴까? 나는 '근육'이라고 확신한다. 100세 시대의 문을 '의학발전'이 열었다면, 120세 시대의 열쇠는 '근육저축'에 있다.

100세 이후의 삶은 미지의 세계다. 의사들도 그것에 대한 경험이 없기 때문에 예측하기 힘들어한다. 하지만 여러 가지 자료와 연구에 따르면 100세 이후의 삶은 암이나 고혈압 등 어떤 질병으로 고통받기보다는, 근육 감소로 인한 일상생활의 불편함이 가장 큰 문제가 될 것이라고 한다. 지금도 80세 이후로는 암이나 고혈압보다 혼자 목욕하기, 화장실 가기, 산책하기 등 일상생활을 독립적으로 할 수 있느냐가 노인의 건강 여부를 좌우한다. 독립적인 일상생활에는 근육의 역할이 결정적이다.

그런데 안타깝게도 근육은 세월이 흐를수록 점차 감소한다. 30대에 최대치를 기록한 근육량은 40세가 넘으면 성장호르몬과 성호르몬 분비가 떨어지면서 매년 1퍼센트씩 줄어든다. 계산해보면 80세 때는 최대 근육량의 60퍼센트, 100세는 40퍼센트밖에 남지 않는다. 100세가 넘으면 건강에 이상이 없더라도 근육량이 줄어들어 죽음을 맞이하게 될 것이다. 그래서 120세 시대의 화두는 우리가 근육을 어떻게 유지할 것이냐에 달려 있다.

젊어서는 최대한 근육을 저축해야 한다

젊어서 근육량을 충분히 확보하면, 나이 들면서 근육이 줄어들어도 지속적으로 근육량을 유지할 수 있다. 저수지에 저장해놓은 물이 많으면 가뭄에도 끄떡없는 것과 같은 이치다. 연구에 의하면 운동을 해도 근육량이 늘어나는 정도는 차이가 있다. 20대는 조금만 운동해도 근육량이 쉽게 늘어나지만, 50대가 되면 아무리 운동을 많이 해도 근육량 증가가 더디다. 근육량을 늘리기 위해서 한 살이라도 젊었을 때 운동을 시작하는 것이 좋다. 늦어도 50에는 꾸준히 운동해야 한다.

매일 출근하듯 운동해야 한다

가능하면 출근하듯이 매일 운동할 것을 권한다. 작심삼일이라고 며칠 반짝하다 말면 근육만 피로할 뿐 건강에는 도움이 안 된다. 운동을 하려거든 적어도 100일은 꾸준히 한 다음 그 효과를 이야기하자. 종종 "나는 직업이 무거운 물건을 많이 드는 일이라 따로 운동 안 해도 괜찮다"고 하는 사람을 만나는데, 일과 운동은 엄연히 다르다. 일은 에너지를 소모해서 돈을 버는 행위고, 운동은 돈과 시간을 써서 에너지를 충전하는 행위다.

걷기도 좋은 운동이다. 그런데 그것만으로는 충분치 않다. 수명이 80세일 때는 열심히 걷는 것만으로 건강을 유지할 수 있었지만, 수명이 100세로 늘어났으니 그것만으로는 부족하다는 의미다. 이제는 걷는 것은 기본이고, 근육운동을 해서 근육량을 유지하는 노력이 동반되어야 한다. 매일 1시간씩 걷는다면 1주일에 3회, 1시간 정도 꾸준히 근육운동을 해야 한다. 근육운동은 벤치프레스나 아령 등으로 상체보다는 하체 위주로 하는 것이 좋다. 엉덩이, 허벅지, 종아리 등 하체 근육은 우리 몸 전체 근육의 70퍼센트 이상을 차지하고 있기 때문에 하체 근육량을 늘려야 한다.

적절한 단백질 섭취는 필수다

연구에 의하면 운동을 아무리 열심히 해도 적절한 영양공급이 이루어지지 않으면 운동 효과를 보기 힘들다는 것이다. 근감소증이 있는 노인을 세 그룹으로 나누어서 A 그룹은 정기적으로 운동을 하고, B

그룹은 단백질 섭취에 집중하고, C 그룹은 운동과 단백질 섭취를 동시에 한 그룹으로 나누어보았더니, 운동과 적절한 단백질 섭취를 병행한 C 그룹에서만 근육 강화 효과가 나타났다. 운동만 열심히 한다고 근육량이 늘어나지는 않는다는 뜻이다.

그런데 우리나라 통계를 보면 중년 이상에서 단백질 부족이 심각한 상태다. 조사에 의하면 우리나라 단백질 결핍 인구가 72.6퍼센트나 되고, 65세 이상 6명 중 1명은 단백질 부족 비율이 30퍼센트 이상으로 심각한 상태다. 노인들은 고기를 잘 소화시키지 못하고 이도 시원치가 않기 때문에 아무래도 고기를 적게 먹게 되고, 또 건강을 위해서 채식만 하고 있다는 것이다. 하지만 나이가 들수록 단백질 섭취는 필수다.

근육이 있어야
암도 이긴다

근육량이 많으면 암도 극복할 수 있다는 보고가 있다. 2016년 의료 학회지 《MEDICINE》에 발표된 논문에 의하면 암 환자 중 근육량이 많은 사람이 그렇지 않은 사람에 비해 생존율이 높은 것으로 나타났다. 실제로 위암으로 위절제술을 받은 937명의 환자를 조사해봤더니 그중 41퍼센트 정도가 근감소증을 앓고 있었고, 근감소증이 있는 환자들의 5년 생존율은 42.6퍼센트로 근육량이 많은 환자들의 69.4퍼센트에 비해서 떨어지는 것으로 나타났다.

암 투병을 하는 환자들 중에 바싹 마른 사람을 많이 본다. 일반적으로 암 환자의 50~80퍼센트가 식욕이 떨어지고 체중 감소와 근육위축을 보이는데, 이런 현상을 암성악액질(癌性惡液質) 또는 소모증후군이라 부른다. 이런 증상이 계속되면 근육량이 줄어들고 쇠약해져서 건강이 급속도로 안 좋아진다. 암 환자는 암으로 죽는 것이 아니라 못 먹어서 죽는다는 이야기가 있듯, 악액질이 암 환자 사망 원인 중 1위를 차지하고 있다.

암에 걸려도 잘 먹고 근육량을 유지하는 사람은 암을 극복할 수 있다. 반면 잘 못 먹고 말라가는 사람은 암에게 굴복당하는 경우가 많다. 암 환자들 중에는 식이요법을 한다고 육식을 끊고 채식 위주로 식단을 바꾸는 경우가 있는데, 바람직하지 않다. 영양의 균형이 맞지 않으면 근육 감소 속도가 빨라질 수 있기 때문이다.

단백질은 얼마나, 어떻게 먹어야 할까?

단백질은 얼마나 먹어야 효과가 있을까? 단백질은 생각보다 많이 먹어야 한다. 성인의 경우 하루 1킬로그램당 대략 1그램의 단백질을 섭취해야 한다. 예를 들어 60킬로그램의 성인 남자는 하루 60그램 정도의 순수 단백질이 필요하다. 60그램을 채우려면 얼마나 많은 양의 고기를 먹어야 할까? 소고기 등심으로 따지면 매일 600그램, 우둔살을 이용한 장조림이나 보쌈은 매일 300그램에 해당되는 양이다. 돼지고기도 삼겹살보다는 목살이 단백질 함량이 높고, 몸에 해로운 포화지방산 비율은 낮다. 또 고기를 많이 먹다 보면 원치 않은 포화지방산이나 콜레스테롤을 함께 섭취하기 때문에 조리방법도 굽는 것보다 삶아서 기름을 제거한 수육 형태로 먹는 것이 좋다.

당분은 몸에 쓰이고 남으면 간이나 근육에 저장했다 필요할 때 꺼내 쓸 수 있다. 하지만 단백질은 저장이 안 된다. 그래서 한번에 흡수할 수 있는 최대량이 있다. 일반적으로 한번에 20~25그램이 흡수되고, 넘치는 단백질은 간에서 대사되어 소변으로 배출된다. 따라서 한번에 단백질을 많이 섭취하면 오히려 간이나 신장에 무리를 줄 수도 있다. 단백질은 매일 조금씩 나누어, 하루에 3회 섭취하는 것이 바람직하다. 한 끼에 고기 1인분(130그램 정도) 또는 달걀 4개 정도 먹어야 하루에 필요한 단백질이 보충된다고 보면 된다.

고기 먹으면 소화 안 되는 사람은 어떡하죠?

중년 이후 고기 먹으면 속이 불편하다고 육식을 꺼리는 사람이 많다. 그것은 바로 위장 기능이 떨어져서다. 위에서는 위산이 분비되어 단백질을 분해시키는데, 나이가 들면 위산 분비가 줄어들어서 고기를 소화시키는 능력이 떨어진다. 위에서 소화가 완전하게 되지 않은 고기는 장으로 내려가는데, 불행하게도 장에는 단백질을 분해시키는 효소가 없어서 분해되지 않고 장에 부담만 주게 된다. 위산 분비가 잘 안되는 사람들은 식전 또는 식사 중간에 식초나 레몬액을 마시면 도움이 된다. 식초나 레몬액은 소주잔 3분의 1 정도, 나머지 3분의 2는 물을 부어 희석해서 마시면 위가 자극되어 위산 분비가 촉진된다.

고기 잘 먹는 팁

- 매일, 매끼 조금씩 꾸준히 먹자.
- 꼭꼭 씹어 먹고 잘게 잘라 먹자.
- 위산 분비 촉진을 위해 식초나 레몬액을 곁들여 먹자.
- 삼겹살보다는 목살을, 등심보다는 안심을 먹자.
- 구워 먹는 것보다는 삶아 먹는 것이 좋다.

젊음을 지키려면
엉덩이부터 지켜라

우리는 멀리서 뒷모습만 보고도 그 사람이 남자인지 여자인지, 30대인지 60대인지 대부분 구분할 수 있다. 어떻게 얼굴도 안 보고 사람의 나이를 알 수 있는 걸까? 그것은 나이에 따라 자세와 걸음걸이가 다르기 때문이다. 20대는 20대처럼 서 있고, 70대는 70대처럼 걷는다. 70대 노인이 20대의 체형과 걸음걸이를 유지하기는 쉽지 않다. 우리는 그동안 보아온 많은 경험을 토대로 멀리 있는 사람의 나이를 짐작할 수 있는 것이다.

만약 70대 노인이 20대 젊은이처럼 걸으려고 노력해서, 20대의 체형을 갖게 되면 실제로도 젊어지는 걸까? 내 대답은 "그렇다!"이다.

불로장생의 비결은 엉덩이에 있다

자세와 걸음걸이는 그 사람의 건강상태를 종합적으로 보여주는 지표다. 바르게 서고, 바르게 걷는 것은 의지만 가지고는 안 되는 일이다. 그 사람의 근골격계가 실제로 젊어지고, 내장기관의 기능도 젊어져야만 가능하다. 즉, 근육과 뼈대도 좋아져야 하고, 장기능이나 간기능 등 건강 관련 여러 가지 요소가 모두 젊어져야만 가능한 일이다. 그런 여러 가지 요소 가운데서 가장 중요한 것이 무엇인지 묻는다면, 나는 주저하지 않고 엉덩이를 꼽을 것이다.

엉덩이 속에는 무엇이 있기에 이렇듯 중요하다고 할까? 엉덩이를 이루고 있는 것들을 보면 골반뼈와 골반뼈를 감싸는 근육이 있다. 근육 바깥쪽에는 많은 양의 지방층이 두툼하게 둘러싸고 있다.

엉덩이는 위로는 척추, 아래로는 다리를 연결시켜주는 몸의 허브 역할을 한다. 엉덩이가 약해지면 엉덩이로 받아내야 하는 엄청난 충격을 무릎과 허리가 대신 받기 때문에 무릎이나 허리통증의 원인이 된다. 엉덩이를 단련시키면 무릎과 허리통증이 개선되는 효과가 있다.

엉덩이는 서 있을 때 자세를 꼿꼿하게 유지시켜주고, 걸을 때 힘찬 발걸음을 내디딜 수 있도록 도와준다. 엉덩이가 튼튼해야 몸매도 예뻐져서 젊어 보인다. 외모뿐만이 아니다. 당뇨, 고혈압도 이겨낼 수 있다. 100세 시대 불로장생의 비결은 엉덩이에 있다.

허리둘레와 엉덩이둘레의 비율이 중요하다

줄자로 허리둘레와 엉덩이둘레를 재보자. 허리둘레를 엉덩이둘레로 나눈 비율을 WHR(Waist Hip Ratio, 복부지방률)이라고 한다. WHR을 연구해서 유명해진 데벤드리 싱에 의하면, 예로부터 미인들의 WHR은 항상 일정한 범위 안에 들어 있었다고 한다. 잡지에 등장하는 모델들의 몸무게는 갈수록 줄어들고 있지만 WHR은 항상 0.68~0.72를 벗어나지 않는다. 콜라병 몸매로 대표되는 WHR 0.7은 가장 여성스런 몸매로 여겨지고 있다. 남자의 경우는 허리와 골반의 차이가 별로 나지 않아 0.9 정도가 이상적인 비율이다.

한편 허리둘레를 엉덩이둘레로 나눈 비율은 건강과도 밀접한 관련이 있다. WHR은 비만도를 나타내는 중요한 지표로 고혈압, 당뇨, 뇌혈관질환 등 여러 가지 질환과 관련되어 있다. 몸무게가 같아도 WHR이 높은 사람이 심장질환에 걸릴 확률이 더 높다. 여성의 경우는 0.85, 남성의 경우는 0.90을 넘으면 심장마비의 위험이 증가한다고 한다.

엉덩이 크기가 클수록 건강하다

엉덩이 크기도 중요하다. 엉덩이 크기는 엉덩이 근육량과 지방량에 따라 결정되는데 두 가지 모두 관련이 있다. 다만 너무 비만이어서 엉덩이뿐만 아니라 전신에 지방이 붙는 경우는 예외로 하고, 상하체 비율에 맞춰 엉덩이 근육도 지방도 많은 것이 좋다.

보통 복부지방은 당뇨를 유발시키지만, 엉덩이 지방은 오히려 당뇨를 예방한다. 영국 옥스퍼드 대학 연구팀이 엉덩이에 지방이 많을수록 건강에 유익하다는 연구 결과를 발표했다. 일반적으로 엉덩이 지방은 장기 저장용으로 복부지방에 비해 잘 분해되지 않아서, 지방이 빠르게 분해될 때 몸에 염증을 유발하는 물질인 사이토카인이 덜 방출된다. 또한 엉덩이 지방은 천천히 분해되는데, 이때 동맥을 보호하고 혈관 내 당 조절에 도움을 주어 '착한 호르몬'이라 불리는 아디포넥틴의 분비가 많아진다. 아디포넥틴은 지방에서 분비되는 호르몬으로 혈관 속 상처를 회복하는 효능이 있고, 혈관을 확장시켜 높아진 혈압을 낮추는 효과가 있다. 이런 효능 때문에 '혈관 속 수리공'이라 불리며 불씨를 꺼주는 '소방관'에 비유되기도 한다. 또 한 가지 주목할 만한 효능은 아디포넥틴이 인슐린 기능을 강화시킨다는 것이다. 결과적으로 복부보다는 늦게, 천천히 분해되는 엉덩이 지방에서 아디포넥틴이 더 많이 분비되기 때문에 당뇨의 예방과 치료에 도움이 된다.

당뇨병 위험 낮추는 엉덩이 근육

엉덩이에는 지방 외에도 근육이 있는데, 엉덩이 근육도 당뇨병 위험을 낮추는 데 도움을 준다. 음식 섭취로 혈당이 높아지면 인슐린은 당을 간과 근육으로 보내는데, 간은 크기가 제한되어 있어 가장 많은 당을 소모하는 곳이 바로 근육이다. 근육량이 많은 사람일수록 당을 저장하는 창고가 넓어 보다 많은 당을 흡수하며, 혈당 세포를 효과적으로 조절할 수 있다는 원리다. 따라서 엉덩이 근육이 클수록 당뇨병 위험에서 안전할 수 있다는 것이다.

엉덩이 근육은 신체 어느 곳보다 큰 근육으로 많은 부분을 차지하는데, 근육량이 10퍼센트 증가하면 인슐린 저항성이 14퍼센트 감소하고, 당뇨병 발생률은 23퍼센트 줄어든다는 연구 결과가 있다.

기억상실증에 걸린
엉덩이 구하기

우리 몸에서 엉덩이가 맡은 역할은 무엇일까? 여러 가지가 있겠지만 엉덩이는 인간이 직립보행을 하면서 자세를 유지하고 걸을 수 있도록 도와준다. 그런데 요즘 보면 엉덩이를 푹신한 방석 정도로 생각하는 사람이 많은 것 같다. 서 있는 걸 싫어하고 어디든 엉덩이부터 붙이려 든다. 걷는 것도 싫어하고 짧은 거리도 차를 이용한다. 이렇다 보니 엉덩이가 자기 역할을 잊어버리고 말았다. 바로 '엉덩이 기억상실증'이다. 생각보다 많은 엉덩이가 기억상실증을 겪고 있다. 내 엉덩이는 괜찮은지 체크해보고, 기억상실증에 걸렸다면 어떻게 치료해야 할지 알아보자.

체크 1 엉덩이 트위스트

① 바르게 서서 다리를 어깨너비로 벌린다.

② 엉덩이 근육 위에 손을 댄다.

③ 엉덩이를 움직여보자. 양쪽을 동시에 수축시켜보고, 오른쪽 왼쪽 한쪽씩 해보자.

잘되는 사람이 많지 않을 것이다. 우리가 팔을 굽혔다 폈다를 마음 먹은 대로 할 수 있는 것처럼, 엉덩이 근육도 자유자재로 수축과 이완 을 할 수 있어야 한다. 만약 엉덩이 근육을 마음먹은 대로 움직이지 못 한다면 당신의 엉덩이는 기억상실증에 걸렸을 가능성이 높다.

체크 2 벨트라인 점검하기

더 쉬운 방법도 있다. 똑바로 서서 허리벨트를 살펴보면 된다. 허 리벨트가 지면과 평행을 이루면, 엉덩이가 튼튼해 골반이 제 위치에 있다고 볼 수 있다. 반면 엉덩이 근육이 약해서 골반을 제대로 잡아주 지 못하면 골반이 전방으로 기울어지는 현상이 발생한다. 이를 골반의 전방 기울어짐이라고 하는데, 허리벨트 라인이 앞쪽으로 기울어져 보 인다. 엉덩이 기억상실증으로 인하여 골반이 전방으로 기울어지면, 여 러 가지 체형 변화와 통증을 일으킨다.

엉덩이 기억상실증으로 인한 체형 변화와 통증

등이 굽고 거북목이 된다

골반이 전방으로 기울어지면 먼저 허리가 전만(앞쪽으로 쑥 들어간 형 태)이 된다. 그렇게 되면 뱃살이 없어도 아랫배가 튀어나와 보이고, 등 은 굽고 목이 앞으로 나오는 전형적인 거북목 체형이 된다. 어깨는 안 쪽으로 돌아가면서 가슴이 처지고 팔뚝살이 잡힌다. 즉, 중년 여성들 이 가장 싫어하는 체형의 변화가 모두 엉덩이 기억상실증부터 시작되는 것이다.

다리가 휘고 허벅지 옆쪽이 튀어나온다

골반이 전방으로 기울면 고관절은 안쪽으로 돌아서, 엉덩이 옆부분이 튀어나오는 '승마바지형 비만'이 된다. 승마바지형 비만은 엉덩이의 가장 튀어나온 부분이 아래쪽으로 이동하기 때문에 다리가 짧아 보이는 주요 원인이 된다. 다리는 안쪽으로 돌아가는데, 오래되면 다리가 휘어 O자형 다리가 된다.

엉덩이 기억상실증 치료법

간단한 운동으로 엉덩이 기억상실증을 극복해보자. 아주 꽉 끼는 스키니진을 입는다고 상상해보자. 작은 바지를 입으려면 배를 쑥 집어넣고, 엉덩이에 힘을 꽉 줘야 할 것이다. '엉덩이 조이기 운동'을 시도해보자.

엉덩이 조이기 운동

① 발을 모으고 바르게 선다.
② 항문을 조이면서 엉덩이에 힘껏 힘을 준다.
③ ② 상태로 5초간 버티다가 천천히 숨을 내쉬면서 힘을 푼다.
④ ③ 동작을 10회 반복한다.

이런 간단한 동작이 얼마나 효과가 있을까 싶지만, 실제로 해보면 땀이 송글송글 맺힐 정도로 쉽지 않다. 연구에 따르면, 근전도 검사를 통해 근육의 활성도를 측정해봤을 때 엉덩이 조이기 운동이 스쿼트보다도 엉덩이 근육을 효과적으로 단련시킬 수 있다고 한다.

80세 부모님께 드리는
4가지 조언

중년이 지나 보이는 아주머니가 80세 아버지를 모시고 함께 진료실로 들어왔다.

"선생님, 아버지가 예전과 다르게 기력도 많이 떨어지고, 걸음걸이도 예전 같지 않아서 모시고 왔어요."

환자를 보다 보면 부모님 모시고 오는 자식들을 자주 보게 되는데, 단연 딸이 많다. 아들이 모시고 오는 경우는 열에 하나 될까 말까다. 아들들은 일하느라 바쁘기도 하지만, 역시 부모님의 처지를 잘 헤아리고 챙기는 것은 딸들인 것 같다.

"어르신~ 걸을 때 어디 아프신 곳 있으세요?"

"딱히 아픈 곳은 없는데, 힘이 하나도 없어. 요즘에는 아침에 일어나서 화장실 가는 데도 한참 걸린다니까."

"어르신, 체성분 분석결과를 보니까 근육량이 너무 줄어들었어요. 이 정도 수치면 '근육감소증'이라고 진단해요."

"근육감소증? 그런 병도 있어? 아는 노인네들 죄다 근육이 쭈그러들던데, 나한테 너무 겁주는 거 아녀?"

"아니에요, 어르신. 요즘은 '근육감소증'도 하나의 질병으로 인정하는 추세예요. 근육만 줄어들어도 아주 여러 가지 병이 생기기 때문이에요. 일단 사망률도 높아지죠. 당뇨병이나 심혈관계 질환의 위험성도 증가하고 있어요. 심지어 치매도 근육감소증과 관련이 있어요."

"내가 살 만큼 살아서 죽는 것은 아무 문제가 아닌데… 치매 걸리면 자식들한테 폐를 끼치게 돼서. 그럴 수는 없지, 암. 그런데 근육이 없으면 그런 병들이 생긴다는 말이지?"

"네, 어르신. 그리고 근육이 부족하면 걸음걸이 속도도 느려지고 쉽게 넘어져요. 잘못 넘어져서 뼈라도 부러지면 큰일 나세요."

"오~ 그렇구만…. 그럼 근육을 열심히 만들어야겠는데… 어쩌면 좋을까?"

"몇 가지 조언을 드릴게요. 그것만 잘 지키시면 지금보다 훨씬 건강해지실 거예요."

한쪽 다리로 일어나기 한번 해보세요

의자에 앉아 있다 한쪽 다리를 살짝 구부려 들고 다른 한쪽 다리로 몸을 지탱하며 일어나 보세요. 이때 두 손은 가슴 앞으로 살포시 모아줍니다. 만약 한 다리로 일어나서 3초간 버틸 수 있으면 아직 '근육잔고'가 있는 거예요. 이것이 안 된다면 근육이 부족할 가능성이 높으므로, 앞으로 많은 노력을 해야 건강을 유지할 수 있어요. 흐르는 물살을 거스르기 어렵듯이, 근육도 한번 빠지면 여간해서는 회복이 어렵거든요.

하루 30분 정도 산책하세요

걷기 힘드시겠지만 하루 30분 정도는 천천히 산책하세요. 너무 빨리 걷다가는 낙상하실 수 있으니 일단 천천히 걸으세요. 30분 정도만 걸어도 건강 유지는 가능해요. 30분 산책이 몸에 익으면 점점 속도를 내서 빨리 걸어보세요. 가능하면 팔을 크게 흔들며 걷되, 뒤쪽으로 흔드는 것을 특히 신경 써보세요. 보폭이 넓어지고 자세가 바르게 펴질 거예요.

스쿼트 하루 200개 부탁해요

스쿼트는 꼭 하셔야 해요. 하지만 스쿼트를 하다가 넘어져서 엉덩방아라도 찧으면 큰일 나니까 조심하셔야 해요. 뒤에 의자를 놓든지 기둥 같은 것을 붙잡고 앉았다 일어났다를 200번 하세요. 무릎은 90도 이상 구부리지 않으셔도 돼요. 숨이 차면 쉬엄쉬엄 하더라도 하루 200개를 꼭 채워보세요. 금방 회춘하실 거예요.

고기는 꼭 드세요

나이 들면 이도 시원치 않고, 소화기능도 떨어져서 음식을 많이 안 드시는 경우가 있어요. 가능하면 고기는 꼭 드셔야 해요. 단백질이 부족하면 근육이 빨리 줄어들거든요. 입맛이 없더라도 약이라 생각하고 고기를 잘게 잘라서 천천히 씹어 드시면 건강해질 수 있어요.

소리 없는 살인자,
골다공증

골다공증(骨多孔症)은 말 그대로 '뼈에 구멍이 숭숭 뚫린다'는 뜻이다. "아이고, 바람이 숭숭 들어와 무릎이 시려서 못 참겠어!" 하시던 어른들 말씀이 허언이 아니었구나 싶다. 뼈에 구멍이 뚫리는 이유는 뼛속에 있던 칼슘이 혈액으로 빠져나와서다. 칼슘은 뼈의 구성성분일 뿐만 아니라 우리 몸에서 여러 가지 역할을 한다. 만약 혈액 중에 칼슘이 부족하게 되면, 이를 보충하기 위해 우리 몸은 뼈에 저장되어 있는 칼슘을 빼내 사용하게 된다. 그러니 뼈에 구멍이 숭숭 뚫리는 것이다.

골다공증이 여성에게 흔한 이유

골다공증은 우리가 생각하는 것보다 흔하다. 자료에 의하면 2017년 한 해 동안 골다공증으로 병원을 찾은 환자는 90만 명이 넘는다. 그중 여성은 85만 명으로 94퍼센트에 이른다. 여성이 남성보다 골다공증에 취약한 이유는 기본적으로 여성은 남성보다 골밀도가 낮은데다, 폐경 이후 여성호르몬이 줄어들면서 5년간 급격하게 골 손실이 일어나기 때문이다. 실제로 50대 이상의 여성 10명 중 8명이 골감소증이고, 10명 중 3, 4명은 골다공증이라고 보면 된다.

골다공증은 증상이 없다는 게 문제

문제는 이렇게 뼈에 구멍이 숭숭 뚫려도 거의 증상을 못 느낀다는 것이다. 대한골대사학회의 자료에 의하면 골다공증 환자 중에 자신이 골다공증인지 아는 여성은 24퍼센트에 불과하다는 것이다. 결국 골다공증이 심해져서 골절이 일어난 후에야, 자신의 증상이 골다공증이라는 것을 알게 되는 경우가 많다는 것이다. 나이 들어서 골절이 되면 잘 붙지도 않고 합병증이 생겨 사망으로 이어질 수 있다. 조사에 의하면 골다공증이 있는 노인이 낙상으로 인하여 척추가 골절됐을 때 5년 안에 사망할 확률이 무려 70퍼센트나 되고, 고관절이 골절되면 1년 안에 사망할 확률이 17퍼센트라고 한다. 골다공증은 말 그대로 소리 없는 살인자다.

골다공증 검사가 필요한 사람

골다공증의 가능성이 있는 사람은 주기적으로 골밀도 검사를 해서 골다공증인지 확인해야 한다.

폐경 여성

폐경이 되면 여성호르몬이 감소하여 골다공증이 급격하게 진행된다. 폐경 후 5년간 매년 1, 2퍼센트의 골손실이 일어나므로 폐경 후 1, 2년마다 골밀도 검사를 해보는 것이 좋다. 또, 젊지만 6개월 이상 무월

경이 지속될 때도 검사를 해보는 것이 좋다.

마른 체형

연예인 체형 만든다고 무리하게 다이어트를 하는 여성들을 자주 본다. 무리한 다이어트는 영양의 불균형을 초래해, 체중이 적게 나가면 그만큼 뼈에 자극이 줄어들기 때문에 뼈도 약해진다. 선천적으로 뼈가 너무 가늘거나 체중이 적게 나가면, 골다공증이 생길 가능성이 높다.

가족력 있는 사람

연구에 의하면 부모의 골밀도가 낮으면 자녀도 골밀도가 낮을 확률이 7~10배 증가한다고 한다. 부모가 골다공증이 있으면 일찍부터 관리를 시작해야 한다.

키가 줄어든 사람

학생 때 비해서 키가 4센티미터 이상 줄어들었다면 골다공증으로 인한 척추 높이의 감소가 아닌지 의심해봐야 한다. 등에 통증이 있거나, 등이 앞으로 굽어서 허리를 펴고 다니기가 힘든 사람들은 골다공증으로 인하여 척추에 압박골절이 왔는지 의심해봐야 한다.

골다공증 예방하는 2가지 포인트

규칙적으로 골고루 먹는 식사

골다공증을 예방하기 위해서는 칼슘과 비타민D가 풍부한 음식을 섭취하는 것이 좋다. 칼슘은 하루 섭취되는 양이 정해져 있으므로 끼니를 거르지 않는 규칙적인 식사습관이 중요하다. 칼슘이 풍부한 식품으로는 우유나 유제품(치즈, 요구르트), 뼈째 먹는 생선(멸치, 건새우), 미역, 시금치 등이 있다. 비타민D는 햇볕을 받아 피부에서 합성되지만 충분치는 않다. 비타민D가 풍부한 식품으로는 버섯(양송이, 표고버섯, 목이버섯)과 연어, 참치를 들 수 있다.

체중부하운동

골다공증을 예방하기 위해서는 꾸준한 운동이 필요한데, 체중이 실리는 운동이 좋다. 뼈는 충격이 갈수록 밀도가 높아지는 경향이 있다. 체중부하가 가장 안 되는 직업이 우주 비행사다. 우주 비행사는 무중력 상태에서 생활하기 때문에 뼈에 자극이 없어 골다공증이 빨리 진행된다. 실제로 무중력 상태에서 골밀도는 한 달에 1, 2퍼센트 정도 감소하는데, 이는 폐경기 여성에게서 1년 동안 떨어진 골밀도 양과 같다고 한다. 따라서 체중이 실리는 운동을 꾸준히 해주어야 하는데 주로 달리기, 점프 같은 동작이 포함된 운동이 좋다.

칼슘 부족은
생각보다 많은 문제를 일으킨다

주먹대장 뽀빠이를 기억하는가? 위기의 순간이면 언제나 나타나, 시금치를 먹고 초인적인 힘을 발휘해 위험에 빠진 올리브를 구해낸다. 시금치는 칼슘이 많이 들어 있어서 뽀빠이처럼 힘이 세진다고 청소년에게도 널리 알려졌던 식품이다. 칼슘의 중요성은 다들 알고 있어서 충분히 섭취하고 있다고 생각하지만, 한국 사람에게 칼슘은 부족하기 쉬운 영양소 1위다. 연구에 의하면 한국인 4명 중 3명은 칼슘이 부족하다. 특히 청소년과 노인은 권장량의 2분의 1 정도만 섭취하고 있다고 한다. 청소년은 성장기에 있으므로 칼슘이 많이 필요하고, 노인도 골 손실을 막기 위해 칼슘을 많이 먹어야 하는데 말이다.

칼슘 부족은 만병의 근원이다

칼슘은 뼈를 튼튼하게 하는 것 외에도 우리 몸 여러 부분에 관여한다. 칼슘이 부족하면 147가지의 질병이 온다. 이걸 발견해낸 이가 노벨의학상 후보자였던 미국의 조엘 월렉 박사다. 월렉 박사가 자연사한 3,000여 명을 부검한 결과, 대부분이 비타민과 미네랄 결핍으로 사망

했다는 것이다. 그중에서도 칼슘과 관련된 질병이 무려 147가지나 발견되었다고 한다. 칼슘 결핍은 인체의 신호전달체계를 파괴하고 골다공증을 초래하며 고혈압, 당뇨, 심근경색, 우울증, 불면증, 치매, 암, 자가면역질환 등 아주 많은 질환에 직접적으로 영향을 준다.

칼슘이 부족할 때 생기는 증상

불면증, 우울증

칼슘은 신경전달을 안정화시키는 작용을 하기 때문에 칼슘이 부족하면 불면증, 우울증이 온다. 그래서 어떤 의사들은 불면증 치료의 보조영양제로 칼슘을 사용하기도 한다.

비만

칼슘은 지방산과 결합하여 지방의 흡수를 줄이고 지방을 태우는 역할을 한다. 또 칼슘이 부족하면 뇌에서는 부족한 칼슘을 보충하기 위해서 '더 먹어!'라고 신호를 보내게 된다. 그래서 더 먹게 되고, 허리둘레는 계속 늘어난다.

머리카락, 손발톱 갈라짐

머리카락이 푸석푸석하고 끝이 갈라지거나 손발톱이 약해지며 갈라진다면, 만성적인 칼슘 부족은 아닌지 의심해봐야 한다.

칼슘은 우리 몸에서 뼈와 치아를 구성한다. 칼슘이 부족하면 잇몸에서 피가 나거나 염증이 생기고 충치, 치아 부식 등이 발생한다. 유럽인들의 경우 충치 발생률이 더 낮다고 하는데, 그 이유는 칼슘이 풍부한 유제품을 많이 섭취하기 때문이다.

칼슘의 체내 흡수율이 높은 식품

식품에 칼슘이 얼마나 들어 있는지도 중요하지만 체내로 얼마나 흡수되느냐가 더 중요하다. 일반적으로 식물성보다는 동물성 칼슘이 흡수율이 더 높다. 우유, 유제품, 멸치 등이 해당된다. 시금치에는 칼슘이 풍부하지만 철분도 많아서 서로 흡수를 방해한다.

칼슘의 체내 흡수율

1위 ┃ 우유 32%

2위 ┃ 멸치 25%

3위 ┃ 브로콜리 21%

4위 ┃ 시금치 5%

칼슘 흡수율을 높이는 방법은?

충게 먹지 않는다

한국인은 짜게 먹는다. 한국인의 나트륨 섭취량은 2015년 국민영

양조사 결과에 따르면 세계보건기구(WHO) 하루 권고량 2,000밀리그램(소금 5그램)의 약 2배 수준인 3,890밀리그램으로 목표섭취량 기준을 초과한 것으로 조사되었다. 특히 인스턴트 음식을 즐기거나 패스트푸드를 많이 먹는 사람은 하루에 5,000에서 6,000밀리그램까지 나트륨 과다섭취를 하고 있다. 염분섭취가 많아지면 신장에서 소변으로 나트륨 배출을 증가시키게 되는데, 이때 칼슘도 함께 배출되어 혈액 내 칼슘이 부족해진다. 그러면 뼛속 칼슘이 혈중 칼슘레벨을 맞추기 위해 혈액 속으로 빠져나와서 골다공증 위험이 높아지게 된다.

커피, 담배, 술을 줄인다

커피에 들어 있는 카페인 성분도 너무 많이 마시는 경우(하루 4잔 이상) 소변으로 칼슘이 빠져나간다. 그 외에 음주와 흡연은 무기질을 체외로 배출시키기 때문에 금연, 금주가 중요하다. 콜라, 사이다 등 탄산수에는 인산염이 들어 있는데 인산은 칼슘의 흡수를 저해하기 때문에 피하는 것이 좋다.

음식궁합을 알고 먹는다

음식에도 궁합이 있다. 멸치에는 칼슘이 다량 함유되어 있지만, 요리방법에 따라 흡수율이 달라진다. 땅콩과 함께 볶은 멸치는 땅콩의 인이 멸치의 칼슘과 결합해서 인산칼슘이 되어 배출되기 때문에 흡수율이 떨어진다. 반면 꽈리고추를 넣어 함께 볶은 멸치볶음은 고추에 있는 비타민C가 칼슘의 흡수를 도와 흡수율이 높아진다.

칼슘보조제는 저녁 식사와 함께

칼슘은 한번에 많이 먹는다고 모두 흡수가 되지는 않는다. 하루에 흡수되는 양이 정해져 있기 때문이다. 그래서 칼슘은 일생 동안 꾸준히 섭취해야 한다. 칼슘보조제는 위산이 있어야 흡수가 된다. 현대인들은 대부분 위산이 부족하기 때문에 칼슘이 제대로 흡수가 안 되고 소화 장애가 생긴다. 칼슘의 흡수율을 높이려면 위산이 희석되지 않도록 식사 30분 전부터 물을 적게 마시고, 식사할 때 국물도 적게 섭취해야 한다. 위산이 많이 나오는 식사 중이거나 식사 직후에 칼슘보조제를 먹으면 흡수도 잘되고 위장 장애도 줄어든다. 한편 칼슘은 아침보다는 저녁에 먹는 것이 좋다. 칼슘은 수면유도 보충제로도 쓰일 정도로 신경안정 효과가 있어서, 아침에 먹으면 하루 종일 졸릴 수가 있다.

비타민D,
햇빛만 믿으면 안 된다

골다공증 이야기를 할 때 빼놓을 수 없는 것이 바로 비타민D다. 요즘에는 비타민D 결핍이 골다공증뿐만 아니라 우울증, 혈관계 질환과 당뇨병, 일부 암의 발병률을 높인다는 보고까지 나오고 있다. 또한 미국 존스홉킨스 의과대학의 에린 미코스 박사가 발표한 연구 결과에 의하면 비타민D가 부족한 남성은 그렇지 않은 남성에 비해 발기부전 발생률이 32퍼센트 높다고 한다.

피부에서 합성되는 비타민D로는 부족하다

비타민D는 다른 비타민과 달리 햇빛을 받으면 피부에서 합성이 된다. 하지만 현실적으로 햇빛으로는 비타민D가 충분히 공급되었다고 할 수 없다. 햇빛에서 비타민D를 합성하려면 야외활동을 많이 해야 하는데, 최근 몇 년 사이 미세먼지가 심해져서 야외활동이 크게 줄어들었고, 또 외출할 때도 노출 부위에 선크림을 바르고 다니기 때문에 햇빛을 통해 생성되는 비타민D로는 턱없이 부족하다. 특히 일조량이 줄어들고 자외선지수가 낮은 가을이나 겨울철에는 더욱 어렵다. 거의 모든 도시인이 비타민D를 영양제로 보충해야 하는 상황인 것이다.

여성의 93.3%가 비타민D 결핍이다

실제로 병원에서 비타민D 혈중 농도를 측정해보면 건강한 성인은 30ng/ml 이상 되어야 하는데 대부분 결핍상태로 나온다. 건강보험심사평가원에 따르면, 국내 비타민D 결핍 환자는 지난 2010년 3,118명에서 2014년 3만 1,255명으로 4년 새 10배로 치솟았다. 성별로는 남성의 86.8퍼센트, 여성의 93.3퍼센트가 비타민D 부족 증상에 시달리고 있다 하니, 대다수가 비타민D 결핍상태인 것이다.

이처럼 10명 중 9명이 비타민D가 부족하기 때문에 비타민D는 '결핍 비타민'이라는 별명을 지니고 있다. 비타민D가 부족하면 뼈가 약해져 골다공증이 생기기 쉽다. 또한 감기, 소화 장애, 비만, 우울증, 불면증 등의 증상을 보일 수 있다.

햇빛 쫜 버섯이 최고의 비타민D 공급원

비타민D가 풍부한 음식으로는 버섯이 있다. 비타민D의 1일 권장량은 400~600IU(10~15㎍) 정도인데 양송이나 표고버섯, 목이버섯 두세 개 정도가 포함된 한 끼 식사로도 충분한 양을 섭취할 수 있다. 버섯을 요리하기 전에 햇빛에 30분 정도 노출시키면 비타민D가 더욱 농축된다. 이는 대표적인 비타민D 식품으로 알려진 연어나 참치 등의 약 200~300IU에 비해 3~6배 높다고 한다.

비타민D를 영양제로 섭취할 경우, 하루에 400~600IU 이상 매일 섭취해야 한다. 4,000IU가 넘으면 부작용이 나타날 수 있으니 조심해야 한다. 비타민D는 지용성이므로 식사 직후에 먹으면 담즙과 함께 흡수가 좋아진다. 밤에 먹으면 멜라토닌 합성에 관여하여 수면 장애를 일으킬 수 있으니, 아침이나 점심 식후에 먹는 것이 좋다. 요즘에는 3개월에 한 번씩 주사로 맞는 방법도 있다.

노화는
허벅지에서 시작된다

허벅지 근육은 건강의 척도다. 중년의 어느 시기에 거울 속에서 다리가 가늘어지고, 엉덩이가 푹 꺼진 볼품없는 나와 마주쳤다면 바로 대책을 세워야 한다. 탄탄했던 허벅지를 찾아 출발!

허벅지가 줄어들면 발병 위험이 커진다

허벅지가 가늘면 오래 못 산다고 한다. 2014년 분당서울대의 연구에 의하면 근육이 없는 근감소증 노인의 사망률이 3배 높다고 한다. 허벅지에 근육이 없으면 질병 등의 위기가 닥쳤을 때, 그것을 이겨내는 힘을 갖지 못한다. 허벅지 근육은 힘의 원천이다.

허벅지 근육이 줄어들면 심혈관계 질환의 발병 위험도 커진다. 큰 저수지가 있어야 홍수가 잘 조절되듯이, 허벅지 근육이 많은 양의 당분을 저장하는 저수지 역할을 하므로 혈당이 잘 조절된다. 특히 허벅지둘레는 당뇨병과 연관이 깊어서 허벅지둘레가 1센티미터 줄어들 때마다 당뇨병 위험도 9퍼센트 정도 높아진다.

허벅지가 약하면 여기저기 아픈 것도 문제다. 허벅지 근육은 무릎에 전해지는 충격을 흡수하는 역할을 하는데, 그 충격이 제일 먼저 무릎에 전해진다. 퇴행성관절염이 시작되는 것이다. 또 허벅지 근육은 골반의 균형을 좌우하기 때문에 허벅지 근육이 약해지면 허리통증이 나타나기 시작한다.

허벅지가 두꺼워지면 좋은 점

허벅지 근육은 성장호르몬, 성호르몬의 분비와 직간접적으로 관련이 있다. 이들 호르몬은 삶을 정력적이고 활력 있게 살 수 있도록 해준다. '남자를 갑빠(대흉근)'라고 생각한다면, 허벅지 근육을 열심히 단련시켜봐라. 허벅지만 단련시켜도 성장호르몬과 성호르몬 분비가 촉진되어 상체는 저절로 우람해진다.

허벅지 근육이 튼튼해지면 골프도 잘 치게 된다. 골프선수들을 보면 하나같이 하체가 좋다. 골프뿐 아니라 양궁선수의 하체도 그렇다. 코리안특급 박찬호 선수의 허벅지는 26인치로 알려져 있다. 이들의 공통점은 목표하는 한 지점으로 공이나 화살을 정확하게 보내는 것이다. 이때 가장 필요한 것이 바로 하체의 균형이다. 라운딩 초반에는 잘나가다가 후반에 급격하게 무너지는 골퍼들은 하체 부실인 경우가 많다.

시니어 골프에서도 가장 중요한 것이 바로 하체다. 하체가 부실하면 공을 원하는 곳으로 보낼 수가 없다. 튼튼한 하체가 있어야만 라운딩 내내 기복 없이 샷을 구사할 수 있다. 시즌이 끝나면 다들 실내 연습장에서 샷을 완성시키기 위해 땀방울을 흘리는데, 그보다는 하체 단

230

련에 힘쓰는 것이 다음 라운딩을 위해서 더 효과적이지 않을까.

어떻게 하면 허벅지가 두꺼워질까?

허벅지는 나이 먹으면 줄어들게 되어 있다. 40대가 되면 매년 1퍼센트씩 근육이 감소해서 80세가 되면 절반밖에 남지 않게 된다. 그만큼 허벅지를 키우는 것은 힘들다. 특히 앉아서 일하는 사람들은 허벅지 근육이 금방 줄어들기 때문에 시간과 노력을 투자해야만 튼튼한 허벅지를 유지할 수 있다.

등산을 해보자. 등산을 하면 튼튼한 허벅지를 가질 수 있을 뿐만 아니라, 좋은 공기를 마시고 정서적으로도 도움이 된다. 등산의 큰 장점은 꾸준히 할 수 있다는 점이다. 동호회, 친구끼리 어울리면 몇 년이고 지루하지 않게 운동할 수 있다. 다만 하산할 때 무릎관절에 무리가 많이 가므로, 무릎이 좋지 않은 사람들은 주의하는 것이 좋다.

자전거 타기도 좋다. 직접 자전거를 타고 나갈 수도 있고, 집이나 피트니스센터에서 고정자전거를 타도 좋다. 꾸준히 하면 젊음을 유지하는 비법이 될 수 있다.

투명의자 운동

학창 시절에 '투명의자' 벌을 받아본 적이 있는가? 마치 의자 위에 있는 것처럼 허공에 앉아 있는 벌이다. 이 공포의 벌이 당신의 중년을 더욱 건강하고 활기차게 만들어줄지도 모른다.

투명의자에 앉아 30초 버티기

의자에서 엉덩이를 1인치만 떼우고, 그 자세로 몇 초나 버틸 수 있는지 재보면 된다.

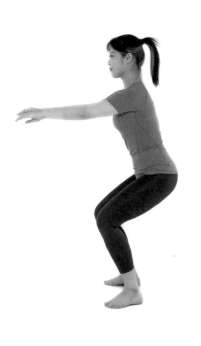

무릎은 90도를 유지해야 하고, 무릎이 발보다 앞으로 나가지 않아야 한다. 허리를 곧게 펴서 상체가 앞으로 구부러지지 않도록 한다. 만약 30초 이상 버틸 수 있다면 당신의 허벅지는 이상무! 1분 이상 버틸 수 있다면 당신은 허벅지 지존이다. 만약 10초도 못 버틴다면 당신의 허벅지는 빨간불이다.

벽에 기대고 하는 투명의자 운동

① 벽 앞에 서서 다리를 어깨너비로 벌린다.

② 벽에 엉덩이부터 뒤통수까지 붙여 떨어지지 않도록 한다.

③ 무릎을 구부려 90도가 될 때까지 내려간다. 이때 무릎이 발끝보다 앞으로 구부러지거나 등이 벽에서 떨어지면 안 된다.

④ 10초씩 3회 하루 세 번 시행한다.

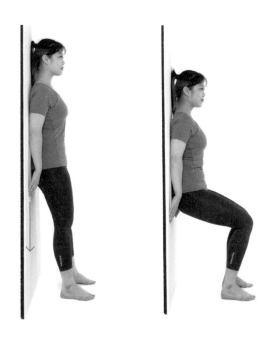

* 이제 빵빵해진 허벅지를 손으로 직접 느껴보자. 실제로 운동 전
  후 허벅지둘레를 재보면 허벅지가 두꺼워진 것을 확인할 수 있
  다. 허벅지 운동은 꾸준히 하는 것이 쉽지 않지만, 매일 90초만
  투자해보자. 반드시 복리 이자로 보답한다.

근육운동 시 고려해야 할
3가지 포인트

요즘은 너나할 것 없이 몸 만드는 데 많은 시간과 비용을 투자한다. 남녀노소 불문이다. 문제는 운동의 중독성과 잘못된 운동법이다. 처음에는 건강 목적으로 운동을 시작하지만, 짧은 시간 안에 효과적인 변화를 볼 수 있는 상체운동에만 집중하다 보니 다리는 학처럼 가늘고, 상체만 불끈 솟아오른 '뽀빠이' 같은 몸매가 되고 만다. 근육이 균형을 잃으면 건강에 해가 되고, 부상의 위험도 높아지며, 결정적으로 멋있어 보이지도 않는다.

하체에 집중해야 멋진 근육이 생긴다

근육을 키우는 것은 건강에 도움이 된다. 우리가 음식으로 흡수한 당의 대부분은 근육에 저장되고 또 소모되기 때문에 당 조절에 유리하다. 실제로 허벅지둘레가 1센티미터 줄어들 때마다 당뇨병 위험도가 9퍼센트 정도 높아진다. 근육은 관절에 미치는 충격을 흡수해서 관절통증을 예방한다. 근육이 건강에 도움이 되는 증거는 이것 말고도 많다.

한편 우리 몸 근육의 70퍼센트 이상이 하체에 집중되어 있다. '건강근육'으로 허벅지, 엉덩이, 종아리근육이 있다. 어깨나 복근도 어느 정도 역할을 하겠지만 건강보다는 미용 목적이 더 크다. 건강해지기 위해서 근육운동을 한다면 '미용근육'보다는 '건강근육'을 더 챙겨야 한다.

노화는 몸의 뒷면 근육으로 막는다

거울 앞에서 운동을 하다 보면 가슴이나 팔뚝 등 거울에 비치는 앞면 근육을 우선적으로 운동하게 되고, 뒷면 근육단련에는 소홀해지기 쉽다. 다리도 앞쪽 대퇴사두근은 열심히 운동해도 뒤쪽 햄스트링 운동은 잘 안 하게 된다. 근육의 앞뒷면 균형이 안 맞으면 부상을 당하기 쉽다. 예를 들어 어깨 뒤쪽의 근육이 약한 상태에서 가슴 운동만 하다 보면 어깨가 말려서 부상의 원인이 되고, 너무 강한 대퇴사두근은 허벅지 앞뒤 균형을 무너뜨려서 햄스트링 부상 위험이 높아질 수 있다.

그렇다면 앞면과 뒷면을 공평하게 반씩 운동하면 될까? 아니다. 앞면보다 뒷면 운동을 훨씬 더 많이 해야 한다. 보통 뒷면은 70퍼센트, 앞면은 30퍼센트 정도 하는 것이 좋다. 운동을 처음 시작하는 사람의 경우 뒷면 운동에 90퍼센트 정도 할애하기도 한다. 그 이유는 우리가 하는 일의 대부분이 몸 앞쪽에서 이루어지다 보니 상대적으로 뒷면 근육을 사용하지 않아서다. 또 나이가 들수록 몸이 앞으로 구부러지면서 등 근육이 약해지기 때문에 뒷면을 강화해서 젊음을 유지하기 위해서다.

부상당하고 싶지 않거든 리즈시절은 잊어라

건강을 위해서 하는 운동이 건강에 해가 된다면, 그것만큼 어리석은 일이 없다. 근육운동을 할 때는 항상 부상을 경계해야 한다. 부상은 욕심에서 비롯된다. 모든 운동이 그렇지만 다들 본인의 '리즈시절'을 떠올린다. 최고 단계일 때의 무게를 평균으로 생각하고 근육운동을 하다가는 부상당할 위험이 크다. 가장 많이 다치는 부위는 역시 어깨다. 벤치프레스를 할 때 조금만 자세가 흐트러져도 어깨인대를 다칠 수 있다. 근육운동을 할 때는 바른 자세를 유지하기 위해서 집중하는 것이 중요하고, 다치지 않기 위해서는 낮은 강도로 반복해서 횟수를 늘리는 것이 좋다.

손아귀 힘 센 사람이
정력도 세다

서양에서는 악수할 때 손에 힘을 주지 않고 악수를 하면 'Dead fish handshake(죽은 물고기와 악수하는 듯하다)'라고 해서 자존감이 부족한 사람이라 여기고, 그 사람을 신뢰하지 않는 경향이 있다. 서양 사람들은 힘차게 맞잡은 손에서 신뢰가 싹튼다고 생각한다.

악력이 약할수록 고혈압 위험이 높다

손아귀 힘이 센 사람이 정력도 강하다는 발표가 나왔다. 미국 컬럼비아 대학교 연구팀이 성인 5,000여 명을 대상으로 분석한 결과, 악력이 센 남성이 약한 남성에 비해서 결혼했을 가능성이 높다는 연구 결과를 발표했다. 베가드 스커베크 교수는 "여성들은 힘과 정력이 강한 결혼 파트너를 선호할 가능성이 크며, 이는 늙어서 돌봐줄 필요가 없는 건강한 남성을 더 좋아하기 때문일 것이다"고 분석했다.

물론 결혼 유무만으로 정력을 대변하기는 어렵다고 할 수도 있을 것이다. 그래서 이번에는 전남대학교 의과대학에서 제시한 흥미로운 결과를 소개하려고 한다. 그 결과에 따르면 악력이 강한 남성들이 실제로 발기부전을 호소할 확률이 더 낮은 것으로 나타났다는 것이다.

손아귀 힘은 남녀 모두 30대 때 최고치를 기록하고(남성 평균 44.4kg, 여성 평균 25.9kg) 나이가 들수록 점점 떨어진다. 악력이 떨어질수록 여러 가지 건강지표도 나빠져서, 악력과 건강지표 사이의 상관관계에 대한 연구가 많이 발표되었다.

악력이 높을수록 심혈관질환(뇌졸중, 심근경색증)의 위험도는 낮아지고, 뇌기능은 좋아진다는 것이다.(서울삼성의료원) 또 영국 맨체스터 대학의 연구에 의하면 악력이 강한 사람들이 문제해결, 추론 능력이 더 뛰어나고, 기억력도 더 좋으며, 반응시간도 더 빨랐다는 것이다. 반면 악력이 약할수록 고혈압 위험은 높아지고(연세대학교 의과대학), 운동능력은 떨어져서 삶의 질이 낮아졌다는 것이다(서울아산병원).

악력이 남성 2킬로그램, 여성 18킬로그램 미만으로 떨어지면 근감소증의 확률이 높아지는데, 근감소증은 2017년 WHO에서 사코페니아(Sarcopenia, 근육이란 뜻의 'sarco'와 부족, 감소를 뜻하는 'penia'가 합쳐진 말)라는 질병으로 등록될 만큼 고령화 시대에 중요한 문제다. 노인이 되어 근육이 없어지면 면역력이 약해지고, 대사에 문제가 생기며, 낙상의 위험이 커지기 때문이다. 실제로 낙상을 경험한 사람이 그렇지 않은 사람에 비해 악력이 15퍼센트 정도 약했다는 보고도 있다.(분당서울대병원)

악력은 근력의 지표다

악력을 좌우하는 근육은 팔뚝에 있다. 팔뚝근육은 '제3의 심장'이라고 부른다. 주먹을 쥐었다 폈다 할 때 팔뚝근육이 강하게 수축하면서 팔에 정체되어 있는 정맥 혈액을 심장으로 펌프질해 올린다. 이것은 걸을 때 하체의 혈액을 심장으로 펌프질하는 종아리근육과 같은 역할이다. 팔다리 말초혈액의 순환이 잘될수록 심장의 부담은 덜고 건강을 유지하는 데 좋다.

또 우리 몸의 부위별 운동기능을 담당하는 대뇌피질이 정해져 있는데, 뇌운동지도(brain homunculus)를 보면 몸통이나 다리에 비해 손 부위가 유난히 큰 것을 알 수 있다. 이것은 손이 상당히 섬세한 운동을 하고 있고, 손을 많이 움직일 때 뇌에도 자극이 많이 된다는 뜻이다. 손이나 손가락을 많이 움직이는 악기연주 등을 했을 때 뇌기능이 활발해지는 이유다.

이런 결과들을 보고 그저 손아귀 힘이 세다고 해서 정력이 좋다고 단순하게 해석하기에는 무리가 있다. 오히려 악력이 그 사람의 전반적인 근력 수준을 판단할 수 있는 지표라고 보는 것이 합당하다. 근육량이 많을수록 면역도 강하고 대사도 활발해지고 혈액순환도 좋아져서 보다 활력적으로 살 수 있는 것은 분명하다. 악력은 다른 근육에 비해서 손쉽게 측정이 가능하기 때문에 악력 측정만으로도 그 사람의 전반적인 건강상태를 체크하는 데 의미가 있다고 할 수 있다.

악력을 강화하는 법

팔씨름을 할 때 서로 손을 맞잡아 보면 이미 승패를 짐작할 수 있을 정도로 팔씨름에서 악력은 중요하다. 손아귀 힘의 원천은 어디에 있을까? 바로 팔뚝근육에서 나온다. 영화 〈챔피언〉에서 배우 마동석은 팔씨름 하나로 나라를 평정한다. 실제로도 사과를 한 손으로 쥐어서 으깨는 괴력을 자랑하는 마동석의 팔뚝은 보통 사람 종아리만큼이나 두껍다. 경찰, 소방공무원 시험에서도 체력검증 종목에 악력측정이 들어가 있다.

팔뚝에는 여러 근육이 겹쳐져 있는데, 크게 손목을 움직이는 근육과 손가락을 움직이는 근육으로 나누어볼 수 있다. 이 두 근육은 서로 같은 목적으로 움직이므로 손을 꽉 쥘 때는 손목도 굴곡 방향으로 수축하게 되고, 손을 쫙 펼 때는 신전 방향으로 움직이게 된다. 악력을 강하게 하기 위해서는 이 두 근육이 동시에 발달해야 한다. 또한 악력은 전신 근육량과 관련되어 있기 때문에 전신 근력운동도 게을리해서는 안 된다.

탄력밴드를 이용한 운동법

악력은 정확하게 표현하자면 손가락을 구부려 주먹을 쥐는 근력을 뜻하는데, 악력을 기르기 위해서는 손목을 움직이는 근육의 강화가 우선되어야 한다. 강력한 손목의 지지 위에서 강력한 악력이 구현될 수 있다. 집에서 손쉽게 손목근력을 단련하는 방법이 있다. 탄력밴드를 이용하여 한쪽 끝은 고정시키고, 다른 한쪽 끝은 손으로 움켜쥔다. 팔뚝을 허벅지 위에 고정시킨 상태에서 손목만 운동을 한다.

운동은 정확한 자세로 천천히 하는 것이 중요하다. ①~③번 순서로 각 20회씩 3세트 반복한다.

① 손목 굴곡근 운동

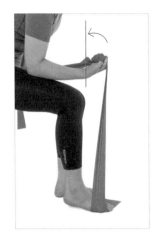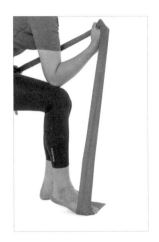

② 손목 신전근 운동

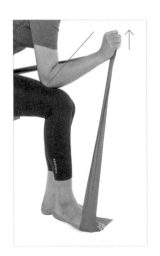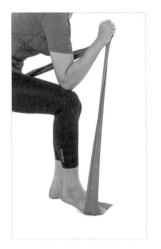

③ 손목을 엄지손가락 쪽으로 들어올리는 운동

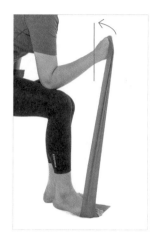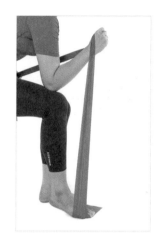

악력기를 이용한 운동법

악력 자체를 키우는 데는 악력기만 한 것이 없다. 평소에 악력기를 들고 다니면서 생각날 때마다 수시로 해주면 된다. 요즘은 악력 훈련용 고무공이 다양하게 출시되어 있으므로 그립 악력기보다 편하게 운동할 수 있다.

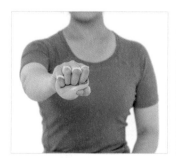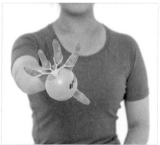

야구배트를 이용한 운동법

어릴 적 야구배트로 장난을 쳐본 기억이 있을 것이다. 배트의 굵은
부분을 잡고 상대편에게는 손잡이가 가는 부분을 잡고 반대쪽으로 돌
려보라고 하면, 가는 부분을 잡은 사람이 훨씬 힘이 많이 든다. 이렇게
한 사람은 야구배트의 굵은 부분을 잡고 있고, 다른 사람은 가는 손잡
이 부분을 잡고 서로 반대 방향으로 힘껏 돌리는 동작은 악력을 키우
는 데 도움이 된다.

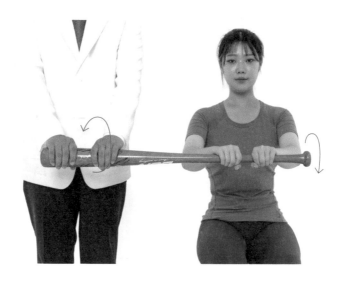

암보다 무서운 것이
낙상이다

오늘 환자는 얼굴이 하얗고 귀여운 인상의 할머니시다. 진료실로 걸어 들어오시는 모습을 보니 '아, 이미 관절염이 많이 진행되셨구나!' 하는 생각이 들 정도로, 걸음걸이가 불안정하고 무릎관절도 많이 변형되어 다리가 마름모 형태로 벌어져 있다.

"나가 무릎이 아파가지구서 못 걸어당기겠당께."

차트를 보니 할머니 연세가 90이 넘으셨다. 무릎 상태만 고려한다면 수술하는 것이 최선의 선택이겠지만, 90이 넘은 고령인 것을 감안하면 수술을 선택하기도 쉽지 않은 상태다. 그리고 할머니 상태가 전혀 못 걸어서 집 안에서도 부축을 받아야 하는 정도는 아니니, 가능하면 수술 안 하고 치료를 해봐야 할 것 같았다.

"할머니, 지팡이 좀 짚고 다니시지 그래요?"

"아이고 선상님, 왜 그런디야~ 그런 말쌈은 하지 말아불드라고. 지팡이 짚고 다니믄 노인네처럼 보여서 실탕께~."

'할머니 노인 맞으신데요'라는 말은 마음속으로만 하는 센스….

"할머니~."

"지팡이 짚고 다니시면 무릎이 안 아파서 걷기도 편하실 거예요. 그리고 할머니 이제 넘어지시면 큰일 나요! 반드시 지팡이 짚으셔야 해요."

"나는 죽으면 죽었지 지팡이는 안 짚을 것이여."

할머니는 지팡이 짚으라는 소리가 그렇게도 야속한가 보다.

80대 이후 사망 원인 1위는 낙상

나이 80이 넘으면 암보다 무서운 것이 바로 낙상이다. 80대 이후 사망 원인 1위가 낙상이다. 고령이 되면 암도 늦게 자라기 때문에 암에 걸린다고 해서 금방 어떻게 되지는 않는다는 것이다. 그러나 낙상은 다르다. 특히 여성의 경우 노인이 되면 대부분 골다공증이 생기므로 크게 넘어지지 않아도 고관절이 부러지거나 척추에 압박골절이 생기기 쉽다. 일단 골절이 생기면 잘 붙지도 않는다. 더 큰 문제는 노인들은 오래 누워 있는 것만으로도 컨디션이 떨어지고 합병증이 생긴다는 점이다. 그래서 노인들은 병원에 입원해 있다가 폐렴이나 욕창 같은 합병증 때문에 돌아가시는 경우가 많다.

무릎통증과 낙상 위험을 동시에 줄여주는 가장 좋은 방법

낙상을 예방하는 가장 간단하고 좋은 방법은 지팡이를 사용하는 것이다. 지팡이를 짚으면 균형이 무너져도 잘 안 넘어진다. 무릎에 실리는 무게를 덜어줘서 무릎통증도 줄어든다. 연로하신 분들에게 가장 필요한 것은 '지팡이'다. 무릎통증과 낙상의 위험을 동시에 줄여줄 수 있는 방법이다. 그런데 그분들은 절대로 지팡이는 안 짚겠다고 하신다. 수술을 받는 한이 있어도 지팡이는 절대로 안 짚겠다니 웬만해서는 꺾을 수 없는 강한 의지다. 남들에게 '노인처럼, 장애가 있는 것처럼 보이는 것'이 싫은 것이다. 이것은 내가 다른 사람에게 어떻게 비치는지를 중요하게 생각하는 우리나라 정서 탓이기도 하다.

가까운 일본만 가 봐도 많은 사람들이 지팡이를 짚거나, 네 바퀴가 달려 있는 보행기를 짚고 다닌다. 미국이나 유럽에서는 젊은 사람들도 다리가 불편하면 전동 휠체어를 타고 다니는 것을 흔하게 볼 수 있다.

지팡이 짚기 캠페인

지팡이를 짚는 것만으로도 개인의 의료비나 사회적 비용을 크게 절감할 수 있을 것이다. 나는 '지팡이 짚기 캠페인'을 벌이고 싶다. 그러려면 지팡이를 짚고 다니는 것이 나이 들어 보인다는 의식을 바꿔야 한다. 유명인들이 방송이나 영화에서 영국 신사처럼 멋진 지팡이를 들고 다니면 어떨까? 그래서 지팡이를 짚고 다니는 것이 이상하거나 불편해 보이는 것이 아니라 오히려 멋진 소품으로 인식되면 좋겠다. 우리나라처럼 뛰어난 디자이너가 많은 나라에서는 분명 실용적이면서도 멋진 지팡이가 쏟아져 나올 것이다.

남성갱년기
현명하게 맞이하는 법

언젠가부터 TV 드라마에 감정이입이 돼서 눈물을 보일 때가 종종 있다. 아내는 "집안일에는 평소 관심도 없더니 요즘은 시시콜콜 참견하고 말이 많아졌다"고 나무란다. 남성호르몬이 떨어지면서 나타나는 증상이다. 남성호르몬은 20대에 최고조에 달했다가 30대가 되면서 매년 1퍼센트 정도 떨어져서 40대 후반이 되면 슬슬 결핍 증상이 나타나기 시작하는데, 이런 현상을 '남성갱년기'라고 부른다.

50대 남성 30% 이상이 갱년기 겪는다

세계보건기구에서는 남성갱년기를 '남성이 중년이 되면 활동성 남성호르몬이 감소하는 시기'라 정의했다. 이 시기가 되면 신체적, 정신적으로 여러 가지 증상이 나타나는데, 왠지 초라한 기분이 들고 우울해지며 피곤하고 무기력해진다. 남성으로서의 자신감도 떨어진다고 호소한다.

폐경 이후 급속히 증상이 나타나는 '여성갱년기'와 달리 '남성갱년기'는 서서히 진행되기 때문에 그동안 잘 알려지지 않았다. 하지만 조사에 의하면 우리나라 50대의 77.8퍼센트가 노화로 인한 증상을 겪고 있고, 31.2퍼센트는 혈중 테스토스테론 수치가 3.5ng/ml 미만으로 남성갱년기에 해당된다. 게다가 요즘에는 과도한 스트레스, 음주, 흡연, 컴퓨터 사용 시간이 길어지면서 30대 청년에게 남성갱년기가 찾아오기도 한다.

나도 혹시 남성갱년기일까?

혹시 나도 남성갱년기가 아닐까 고민이 된다면, 다음 설문지에 응답해보기 바란다. 설문지에서 1번과 7번에 해당되거나, 그 외 세 가지 이상 해당된다면 남성갱년기를 의심할 수 있다.

남성갱년기 자가진단 설문지

1. 성욕이 줄었다.
2. 무기력하다.
3. 근력이나 지구력이 떨어졌다.
4. 예전에 비해 키가 줄었다.
5. 사는 것이 재미없다.
6. 울적하거나 괜히 짜증이 난다.
7. 발기가 예전보다 덜하다.
8. 조금만 운동해도 쉽게 지친다.
9. 저녁 식사 후 졸려서 바로 잔다.
10. 일의 능률이 떨어진다.

남성갱년기가 의심되면 병원에서 피검사를 해서 혈중 남성호르몬 레벨을 체크해볼 수 있다. 일반적으로 혈중 총테스토스테론 농도가 3.5ng/ml 미만으로 떨어지면 남성갱년기로 진단할 수 있다. 혈중 테스토스테론의 98퍼센트는 단백질군인 글로불린이나 알부민과 결합해서 저장 형태로 존재하고, 2퍼센트만이 생물학적으로 기능하는 자유 테스토스테론이기 때문에 검사를 할 때는 총테스토스테론과 자유 테스토스테론 두 가지를 모두 해서 비교해보는 것이 좋다. 남성호르몬 투여는 이미 존재하고 있는 전립선암을 악화시킬 수 있으므로 남성호르몬 치료를 고려하기 전에 반드시 전립선특이항원(PSA)을 체크하여 전립선에 문제가 있는지 확인해야 한다.

남성호르몬을 투여할 때는 반드시 운동을 병행해야 한다. 서울백병원 비뇨기과의 연구에 의하면 "남성호르몬 치료를 하는 사람 중에 규칙적으로 10개월 이상 운동을 병행한 사람은 호르몬 치료를 중단해도 그 효과를 잘 유지할 수 있다"고 한다. 규칙적인 운동 외에 금주, 금연은 남성갱년기를 극복하는 시작이다.

남성갱년기 예방하는
5가지 방법

근육량을 늘려라

남성갱년기를 극복하기 위해서 가장 먼저 해야 할 일은 근육량 늘리기다. 근육이 발달하면 남성호르몬 분비가 촉진된다. 우람한 알통과 초콜릿 복근은 소용이 없다. 남성호르몬 분비에 도움이 되는 근육은 엉덩이 근육, 허벅지 근육이다. 엉덩이와 허벅지는 우리 몸 전체 근육의 60퍼센트 이상을 차지하기 때문에 이 부위를 운동해야 근육량이 늘어난다.

운동은 규칙적으로 해야 한다. 생각났을 때 한두 번 하고 마는 것은 운동이 아니라 노동이다. 근력 강화, 유산소운동, 스트레칭을 골고루 주 3회 이상, 적어도 100일은 해야 효과가 나타나기 시작한다.

뱃살을 빼라

'아빠 배'를 빼야 한다. 남자들이 배가 남산만 하게 튀어나오는 경우가 많은데, 이것은 피하지방보다는 내장지방이 많은 것이다. 내장지방은 대사증후군 등 여러 질병의 원인이 될 뿐만 아니라, 내장지방에서 여성호르몬이 많이 생성되므로 남성갱년기를 악화시킬 수 있다. 다행히 내장지방은 3개월 정도 꾸준한 운동과 식이조절을 하면 비교적 쉽게 줄어든다. 뱃살을 빼는 방법은 간단하다. 꾸준한 운동과 함께 탄수화물 섭취를 줄이면 된다. 밥, 면을 줄이고 고단백 위주의 식사를 하자. 빵, 떡, 과자는 탄수화물 덩어리다. 술도 정제된 당 덩어리라는 것을 잊어서는 안 된다.

일찍 잠자리에 들라

한국인은 잠이 부족하다. 실제로 우리나라 국민의 수면시간은 7시간 40분으로, OECD 국가 중에 최하위권이다. 프랑스나 미국 같은 나라는 평균 수면시간이 8시간 50분 정도로 우리나라보다 1시간 이상 더 자는 셈이다. 낮에 활동하면서 쌓인 피로와 상처는 잠을 잘 때 회복되는데, 수면시간이 줄어들면 그만큼 회복이 이루어지지 않아 피로가 누적된다. 당연히 남성갱년기 증상도 심해진다. 잠이 오지 않더라도 밤 10시, 적어도 11시에는 잠자리에 들라. 아침의 느낌이 달라질 것이다.

비타민D를 보충하라

비타민D의 혈중농도가 높을수록 남성호르몬 수치도 높다. 에린 미코스 박사가 발표한 연구 결과에 의하면 비타민D가 부족한 남성은 충분한 남성에 비해 발기부전 발생률이 32퍼센트 높다고 한다. 비타민D는 다른 비타민과는 달리 햇빛을 받으면 피부에서 합성이 된다.

하지만 현실적으로 햇빛만 가지고는 비타민D가 충분히 공급되지 않기 때문에 영양제나 주사로 보충해야 한다.

남성호르몬 분비를 촉진하는 식품에 주목하라

굴에는 아연이 풍부하게 함유되어 있어 남성호르몬 분비를 촉진시킬 뿐만 아니라 어린이 성장, 면역기능 향상에도 탁월한 역할을 한다. 연어나 버섯류에도 비타민D가 풍부하고, 토마토, 양배추, 브로콜리 등도 남성호르몬 분비를 촉진시키는 식품으로 알려져 있다.

남녀 공통,
갱년기 재활치료를 위한 운동

골반기저근 강화 운동

일명 '케겔 운동'이다. 아놀드 헨리 케겔 박사는 미국의 산부인과 의사로 골반기저근 강화 운동을 개발한 장본인이다. 케겔 운동이라고 하면 여성에게 좋은 것으로 알려져 있지만, 남성에게도 꼭 필요한 운동이다. 특히 현대인들은 앉아서 일하는 시간이 길기 때문에 골반기저근이 약해지고, 그것으로 인해 성기능 저하까지 생기고 있다. 4주만 케겔 운동을 해보자. 전립선 문제와 성기능 저하가 많이 개선될 것이다.

① 먼저 골반기저근을 힘껏 수축시키는 느낌을 찾는 것이 중요하다. 소변 보는 중간에 소변을 끊어보자! 이때 수축하는 근육이 골반기저근이다.
② 항문괄약근에 힘을 주어 골반기저근을 수축시킨다.
③ 3초간 수축 후 3초간 힘을 빼고 이완하는 것을 10회 반복한다.
④ 힘을 줄 때 허벅지 등 다른 근육에 힘이 들어가지 않도록 집중

하는 것이 중요하다.

브리지 자세

브리지 자세는 엉덩이 근육과 허벅지 근육을 동시에 강화시킬 수 있는 운동이다. 브리지 자세를 취한 상태로 케겔 운동을 하면 골반기저근에 더 집중할 수 있기 때문에 골반기저근이 강화되는 효과도 크다. 브리지 자세에서 케겔 운동이 잘되면 뒤꿈치를 들고 발끝으로 서서 하면 운동 효과를 높일 수 있다. 엄지발가락에 중심을 두고 신경을 집중해서 서면 더 좋다.

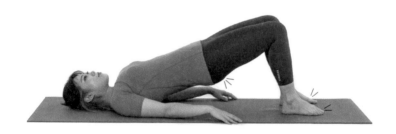

① 천장을 보고 눕고 팔은 길게 뻗어 손바닥이 바닥을 보게 한다.
② 발을 어깨너비만큼 벌리고 무릎을 90도 구부린다.
③ 골반을 천천히 들어올려서 몸통, 골반, 허벅지가 일직선이 되는 자세를 취한다.
④ 뒤꿈치를 들어 발끝으로 지탱한다. 가능하다면 엄지발가락 쪽으로 무게를 싣는다.

⑤ ④의 자세에서 케겔 운동을 한다.

⑥ 3초 수축 후 3초간 이완을 10회 반복한다.

사이드 스쿼트

사이드 스쿼트는 모 기업 회장이 매일 300번씩 해서, 90이 넘은 고령의 나이에도 젊은 사람 못지않은 스테미너를 유지할 수 있도록 만들어준 운동으로 유명하다. 남성성은 결국 남성호르몬이 얼마나 잘 분비되느냐에 달려 있다. 남성호르몬 분비가 잘되려면 근육을 강화해야 하는데, 몸에서 가장 큰 근육인 엉덩이 근육과 허벅지 근육을 강화

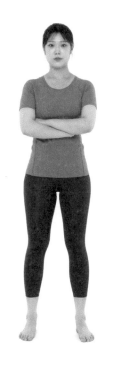
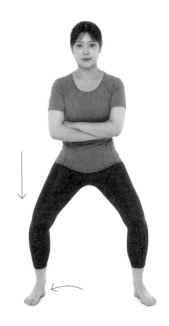

하는 것이 효과적이다. 스쿼트만 열심히 해도 팔이나 가슴근육이 발달하는 것을 확인할 수 있는데, 그것은 남성호르몬 분비가 많아졌기 때문이다.

① 바로 서서 다리를 어깨너비로 벌린다.
② 오른발을 바깥쪽으로 옮기면서 스쿼트, 다시 선 자세로 돌아와서 반대쪽 발을 바깥쪽으로 옮기면서 스쿼트를 하면 된다.
③ ②의 동작을 10회 반복한다.
④ 상체는 최대한 꼿꼿하게 펴고, 의자에 앉는 느낌으로 허벅지가 바닥과 평행이 될 때까지 앉으면 된다.

이상근 스트레칭

이상근은 엉덩이 깊은 곳에 있는 근육이다. 이상근 아래쪽에는 골반에서 나온 신경다발이 지나가기 때문에 이상근이 짧아지면 신경을 압박해서 증상이 나타난다. 가장 흔한 것이 좌골신경을 눌러 나타나는 좌골신경통이다.

남성의 생식기관을 관장하는 음부신경 역시 이상근 아래쪽을 지나간다. 이상근이 짧아지면 음부신경이 압박되어 여러 가지 증상이 나타날 수 있는데, 주로 발기력 약화, 전립선 문제, 골반통 등이다. 짧아진 이상근을 하루에 두 번 잘 스트레칭해주는 것만으로도 좌골신경통도 예방하고 남성갱년기도 극복할 수 있다.

① 반듯하게 누워서 한쪽 다리를 굽힌다.

② 반대쪽 다리를 구부려, 굽힌 다리 위에 걸친다.

③ 두 손으로 굽힌 다리의 허벅지를 감싸 가슴 쪽으로 끌어당긴다.

④ 반대쪽도 같은 방법으로 운동한다.

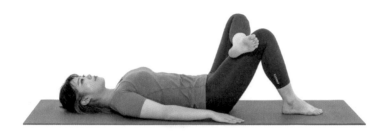

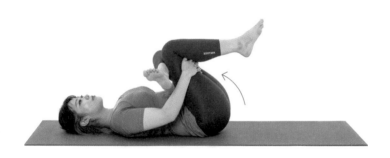

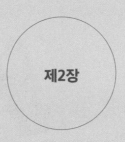

제2장

생각보다 많은 문제와 해법이
자세에 있다

60초 바른 자세
자가진단법

"당신의 자세는 바른가요?" 하고 물어볼 때 자신 있게 "그럼요!" 하고 대답할 수 있는 사람은 많지 않을 것이다. 특히 요즘처럼 앉아서 일하는 시간이 많고, 많이 걷지도 않고, 스마트폰을 많이 사용하는 시대에는 자세가 바른 사람보다 삐뚤어진 사람이 훨씬 많다. 자세가 나쁘면 골격이 비틀어져 주위를 감싸고 있는 근육이 긴장하게 된다. 긴장된 근육은 온몸에 통증을 일으키는데 두통, 목통증, 어깨통증, 허리통증, 골반통증, 무릎통증의 원인이 된다.

그뿐만이 아니다. 비틀어진 척추는 장기에도 영향을 미친다. 허리뼈가 비틀어지면 소장, 대장에 영향을 주어 소화 장애 등을 일으킬 수 있고, 골반이 비틀어지면 여성의 경우 자궁과 난소에 영향을 주어 생리통, 생리불순을 일으킬 수도 있다. 혹자는 자세를 보고 나이를 판단할 수 있다고 하는데, 노화가 진행될수록 자세가 구부정해지니 그것도 틀린 말은 아니다. 한마디로 나쁜 자세는 만병과 노화의 근원이다.

바른 자세 자가진단법

내 자세가 과연 바른지 60초 안에 알아보는 방법이 있다. 핸드폰 카메라를 이용해보자. 가까운 동료나 가족에게 부탁해서, 신발을 벗고 똑바로 서 있는 모습을 정면과 측면에서 찍어달라고 한다. 평상시처럼 두 발을 10센티미터 정도 벌리고 11자로 편안하게 서면 된다.

정면에서 손가락이 몇 개 보이는지 세어본다

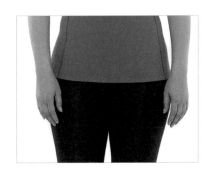

바른 자세는 정면에서 봤을 때 손가락이 엄지와 검지 두 개만 보여야 한다. 손가락이 두 개 이상 보인다는 것은 어깨가 안쪽으로 말렸다는 것을 의미한다. 즉, 등이 굽고 목이 앞으로 나왔을 가능성이 높다. 이런 사람들은 어깨가 항상 뭉치고 팔이 저리는 증상이 나타날 가능성이 높다.

해결방법 : 거울 앞에 바로 서서 어깨를 바깥쪽으로 회전시켜서 손가락이 두 개만 보이도록 노력해보자. 어깨가 바로 펴지고 한결 가벼워지는 것을 느낄 수 있을 것이다.

무릎뼈의 방향을 본다

바른 자세는 다리를 10센티미터 정도 벌리고 섰을 때 무릎뼈(슬개골)

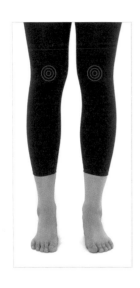

가 정면을 향해야 한다. 만약 무릎뼈가 안쪽을 향하고 있다면 다리 전체가 안쪽으로 회전됐다는 것을 의미한다. 그렇다면 당신은 평발일 가능성이 높다. 젊었을 때는 곧았던 다리가 나이 들면서 점점 휘어서 O자형 다리가 되었다고 느끼는 사람들은 다들 무릎이 안쪽으로 돌아 있다. 이런 사람들은 무릎 안쪽에 통증이 있고, 고관절이나 허리통증이 있을 가능성이 높다.

해결방법 : 예전에 비해 O자형 다리가 점점 진행되고 있다면, 평발인지 여부에 대해 전문가와 상의해보는 것이 좋다. 발바닥으로 골프공을 굴리는 운동도 좋다. 발바닥은 몸의 주춧돌이기 때문에 발바닥이 건강해져야 전신 체형이 바로 선다.

측면에서 귓구멍의 위치를 본다

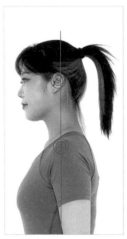

사진을 측면에서 찍어봤을 때 어깨 봉재선에서 그은 가상의 수직선상에 귓구멍이 위치해야 한다. 귓구멍이 어깨 봉재선에 비해 앞쪽으로 나온 경우가 많은데, 그런 경우 목을 앞으로 내민 거북목이라고 진단할 수 있다. 보통 귓구멍이 1인치 앞으로 나오면 어깨 근육의 하중은 20킬로그램에 육박한다. 이런 사람들은 승모근이 항상 짓누르듯이 아프고 목통증, 두통 등이 있을 가능성이 높다.

해결방법 : 목 베개를 사용해보자. 베개를 뒤통수에 대지 말고 목 부위에 대서 목을 C자 형태로 만들어주어야 한다.

거의 모든 통증의 근원은 나쁜 자세와 잘못된 습관

바른 자세의 중요성은 누구나 알지만 실천하기는 어렵다. 자세를 바르게 하려고 의식하면 일시적으로는 바른 자세를 유지할 수 있지만, 신경 안 쓰다 보면 어느새 구부정해진다. 바른 자세는 근육을 긴장한 상태로 유지해야 하므로 에너지를 소모하고, 나쁜 자세는 근육에 힘을 빼고 구부정하게 있으므로 에너지 소모가 없다. 하지만 구부정한 자세는 근육이 해야 할 일을 척추와 인대가 고스란히 부담하고 있다는 것을 잊지 말아야 한다. 이것이 반복되면 척추가 불안정해지고, 비틀어져서 통증의 원인이 된다. 실제로 병원에서 마주치는 통증 환자의 대부분이 그 통증의 근원에 나쁜 자세와 잘못된 습관이 있다.

60초 만에
바른 자세 만드는 법

"바른 자세는 어떻게 하면 되나요?"

"군대에서의 차렷 자세 생각하면 돼요."

"차렷 자세는 너무 힘들잖아요!"

"네, 바른 자세가 힘들어요. 하지만 노력해보면 정말 여러 가지가 좋아질 거예요."

바른 자세를 해보면 정말 힘들다. 바른 자세를 해보라고 하면 "이 자세가 가능해요?" 하고 반문할 정도다. 집에서 60초 만에 바른 자세 만드는 법을 시도해보자.

벽을 이용한 바른 자세 만들기

① 일단 벽에 뒤꿈치를 붙이고 선다. 아마도 허리 쪽이 벽에서 떨어질 것이다. 거북목이 심한 사람은 목도 벽에서 떨어질 가능성이 있다. 뒤꿈치와 등을 벽에 붙이고 섰을 때 뒤통수도 닿아 있어야 한다. 최소 5분 이상 유지가 안 되고 뒤통수가 떨어진다면 등이 많이 굽은 것이다.

② 턱을 당겨 목을 벽에 붙이고, 골반을 기울여서 허리와 벽 사이에 빈틈이 없이 딱 붙여본다. 허리를 붙이는 것이 쉽지 않을 것이다. 아랫배에 힘을 줘서 골반을 뒤쪽으로 기울이면 허리를 벽에 붙일 수 있다.

③ 이번에는 어깨를 바깥쪽으로 회전시켜서 어깨 뒷부분도 벽에서 떨어지지 않도록 해본다. 자칫 어깨가 위쪽으로 으쓱 올라갈 수 있는데, 어깨는 내리는 쪽으로 유지해야 한다. 뭔가 어색하고 불편할 것이다. 하지만 그게 바른 자세다.

④ 바른 자세를 취한 후에는 천천히 복식호흡을 하면서 온몸의 힘을 뺀다. 온몸에 힘이 빠졌다는 생각이 들면, 마치 '벽화에서 사람이 걸어 나오듯' 지금의 자세를 유지하는 데 신경을 기울이면서 벽에서 천천히 앞으로 걸어 나온다. 이 자세를 기억하기 위해 신경을 집중해야 한다.

⑤ 아침저녁으로 벽에 기대서서 60초씩 바른 자세를 연습한다. 신경을 집중해서 뇌가 바른 자세를 기억하도록 한다.

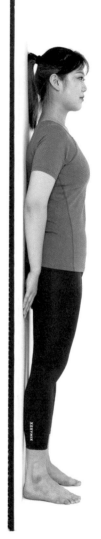

생각보다 어려운 바른 자세

바른 자세를 하는 것이 생각보다 힘든 것에 깜짝 놀랐을 것이다. 턱은 심하게 당겨야 하고, 가슴은 내밀어야 하고, 아랫배와 엉덩이도 여기저기 힘이 많이 들어간다. 평상시 자세가 안 좋은 사람은 흉내 내기도 힘들 것이다. 이런 자세를 유지하기 위해서는 여러 근육이 튼튼해야 한다. 주로 복근, 엉덩이 근육, 능형근, 허벅지 내전근 등 몸의 세로축을 잡아주는 근육이 강해져야 한다.

바른 자세가 완성되었으면 근육의 힘을 빼고 나서도 바른 자세를 유지하는 법을 익혀야 한다. 복식호흡을 하면서 천천히 몸에서 힘을 빼면 바른 자세를 유지하면서 힘을 빼는 것이 가능하다. 그러려면 횡격막과 골반기저근처럼 몸의 가로축을 잡아주는 근육이 강해져야 한다.

몸의 세로축과 가로축을 단련하면 건강도 좋아지고, 전신 체형도 아름다워진다. 모델들을 보면 대부분 이 근육들이 발달되어 있다.

나쁜 자세가 건강에 안 좋은 이유

왜 우리는 굳이 힘들게, 바른 자세를 하려고 노력하는 걸까? 그냥 편하게 살면 안 되는 걸까? 구부정한 자세가 일시적으로 편할 수는 있지만, 길게 보면 바른 자세가 건강에 훨씬 더 좋다.

나쁜 자세가 오래되면 척추에 문제가 생긴다

자세가 구부정해지는 것은 척추가 굽는다는 뜻이다. 근육이 일을 안 하면, 그 하중은 척추와 인대에 고스란히 전달된다. 일견 척추와 인대가 금방 상해서 통증이 발생할 것 같지만, 우리의 척추와 인대는 무척 내구성이 좋아서 웬만한 무게는 10년 이상 버텨낼 수 있도록 만들어져 있다. 그래서 자세가 나쁜 사람들도 별로 불편해하지 않고, 오히려 근육에 힘을 빼고 있기 때문에 편하다고 느낀다. 하지만 나쁜 자세가 오래되면 얘기는 달라진다. 어릴 때부터 나쁜 자세가 습관이 되면, 나중에 성인이 돼서도 척추에 여러 가지 문제가 발생한다.

팔다리의 기능에 문제가 생긴다

척추가 바른 위치에 있어야 팔다리를 가장 잘 움직일 수 있다. 자세가 나쁘면 팔다리가 달려 있는 위치도 바뀌어서 움직이는 것이 쉽지 않다. 억지로 사용하다 보면 부상을 입기 일쑤다. 나는 야구선수들을 많이 치료하는데, 어깨를 다친 이유가 목과 등이 구부러지면서 어깨가 안쪽으로 회전한 데서 그 원인을 찾을 수 있다. 매일 전문적인 훈련을 하는 프로선수도 그럴진대 일반인들은 더 말할 나위가 없다. 어깨에 문제가 생겼다, 무릎이 아프다 하는 것은 대부분 자세가 바르지 못하고 척추가 틀어져서 오는 결과다. 팔다리는 우리 몸통을 축으로 움직인다는 것을 잊지 말자.

나쁜 자세는 내부 장기와 뇌에도 영향을 미친다

척추가 구부정한데 소화가 잘될 리 없다. 많은 전문가들이 주장하듯이 소화가 잘 안 되는 것이 만병의 근원이다. 알레르기질환, 비염,

자가면역질환 등이 관련 있다. 이런 경우 바른 자세를 취하면 소화기 능도 좋아지고, 전신의 순환도 잘 돼서 증상이 개선될 수 있다.

한편 목이 앞으로 나와 있는 거북목증후군은 뇌기능에도 영향을 미친다. 목은 뇌와 몸 사이의 교량 역할을 하므로 목의 위치가 바르면 집중력과 기억력에 영향을 미쳐서 학습능력도 좋아진다.

마흔 넘은 당신은
십중팔구 평발이다

우리 몸의 체형을 결정짓는 가장 중요한 부위가 어디냐고 묻는다면, 나는 자신 있게 "발"이라고 대답한다. 발은 우리 몸의 주춧돌이다. 주춧돌의 균형이 안 맞으면, 그 위에 서 있는 구조물은 삐뚤빼뚤해지게 마련이다.

어릴 적 이사할 때를 떠올려보면, 이삿짐 옮기는 사람들이 제일 먼저 장롱을 옮긴다. 장롱이 가장 덩치가 커서, 일단 방에서 자리를 잡아야 나머지 이삿짐들도 장롱 위치에 맞춰 자리를 잡을 수 있기 때문이다. 빈 방에 장롱을 옮겨놓으면 십중팔구 장롱이 건들거리게 되는데, 그것은 바닥의 수평이 안 맞아서다. 그냥 놔두면 장롱을 열고 닫을 때마다 흔들거리면서 삐걱삐걱 소리가 나고, 오래 지내다 보면 문짝의 아귀가 안 맞아서 문이 잘 안 닫히는 일도 생긴다. 이때 빳빳한 달력 종이나 신문지를 적당한 두께로 접어서 균형이 안 맞는 부위에 끼워 넣으면, 신기하게도 장롱은 기우뚱거리지도 않고 문짝에서 나던 삐걱 소리도 사라진다.

육안으로 아치가 보여도 기능성 평발?

사람도 마찬가지다. 주춧돌인 발의 각도가 안 맞으면 그에 따라 체형도 바뀐다. 사람의 뼈대는 머리끝부터 발끝까지 하나의 체인처럼 연결되어 있기 때문에, 제일 아래 있는 발이 흔들리면 전신 골격이 흔들린다. 처음에는 증상이 없고 관절에서 삐걱삐걱 소리 나는 정도겠지만, 오래되면 통증으로 바뀔 수 있다.

발 문제 중에 가장 흔한 게 평발이다. 무릎이나 허리통증 때문에 내원한 환자 중 상당수가 평발인 것도 사실은 별로 이상할 것이 없다. 하지만 진료 중에 "평발입니다" 하면 많은 환자들이 "뭐라구요? 저는 평발이 아닌데요! 이것 보세요. 발 안쪽 아치가 깊숙이 들어가 있잖아요!" 하며 놀라워한다. 물론 앉아서 발바닥을 들여다보면 발바닥 아치가 움푹 들어가 있을지 모르지만, 서서 발에 몸무게가 실리는 순간 아치는 내려앉고 만다. 그러면 평발인지 잘 모를 수 있다. 이런 발 이상을 '기능성 평발'이라고 부른다.

평발 의심 소견

1. 걸을 때 발이 자주 아프다.

2. 예전보다 오래 못 걷는다.

3. 예전 신발이 안 맞는다.

4. 키가 줄었다.

5. 발 안쪽 뼈가 튀어나왔다.

6. 곧았던 다리가 휘었다.

평발이 아니라고 자신하는 사람도 나이가 40이 넘었다면 평발이 제법 진행되었을 가능성이 크다. 40이 넘으면 노안이 오듯, 발도 노화가 돼서 이른바 노족(老足)이 오는 것이다. 지금 신고 있는 신발 크기가 스무 살 때 신던 것보다 커졌다면, 당신의 발이 커진 것이 아니라 발바닥 아치가 무너져서 평발이 되었다고 생각해도 무방하다. 젊은 시절 곧았던 다리가 중년이 되면서 점점 휘어지고, 벌어진 것도 결국 평발로 진행되면서 나타나는 증상이다.

걸을 때 발에 미치는 충격은 하루 100톤에 달하기 때문에 평발은 생각보다 빨리 전신 체형을 변화시킨다. 우리가 흔히 이야기하는 거북목, 구부정한 어깨, 똥배 등은 중년이 되면서 평발이 되는 것과 관련이 깊다.

평발로 인한 체형 변화	평발로 인한 통증
1. 다리가 휘어서 O자형 다리다.	1. 무릎통증
2. 골반이 틀어져 똥배가 나온다.	2. 허리 · 골반 통증
3. 등이 굽고 거북목이다.	3. 목 · 승모근 통증
4. 어깨가 안으로 말린다.	4. 어깨통증, 팔저림
5. 키가 줄어든다.	5. 전신 통증

기능성 평발로 인해 발생하는
3가지 질병

족저근막염

족저근막은 발바닥을 덮고 있는 강한 근막이다. 이 근막이 발의 아치를 유지시켜주고 충격을 흡수하는 역할을 한다. 평균 120킬로그램의 하중을 버텨주는 단단한 근막이지만 세월에 장사 없다고, 나이가 들어서 아치가 무너지면 근막이 손상되면서 통증이 생긴다. 결국 평발이

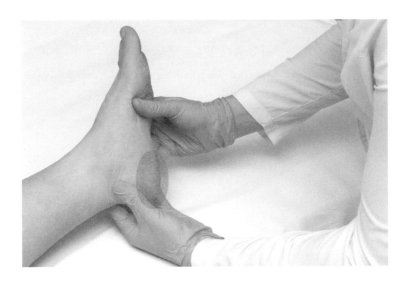

되면서 생기는 질병이다. 특징은 아침에 첫발을 디딜 때 발꿈치 안쪽에 통증이 있어 발을 절다가 조금 걷다 보면 괜찮아지는 경우가 많다.

족저근막염은 여러 가지 원인이 복합적으로 작용하기 때문에 쉽게 낫지 않고 고질이 되는 경우가 많다. 특히 갱년기 여성의 경우 호르몬이 떨어지는 것과도 관련이 있기 때문에 전신의 건강상태가 좋아져야 극복할 수 있는 질환이다.

무지외반증

주위에서 많이 볼 수 있는 발의 변형이다. 엄지발가락 관절이 튀어나오면서 엄지발가락이 새끼발가락 쪽으로 틀어지는 질환

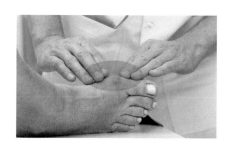

이다. 이 병은 유전성이 강해서 부모에게 있으면, 자식도 무지외반증이 올 가능성이 높다. 이것 역시 평발과 관련 있다. 아치가 무너지면서 발이 안쪽으로 내려앉으면 엄지발가락은 반대 방향으로 힘을 받게 마련이다.

지간신경종

평발이 되면 발 안쪽 종(縱)아치만 무너지는 것이 아니라 발 앞쪽 횡(橫)아치도 무너져서 발볼이 넓어진다. 중년이 되면 20대 때 신던 신발이 안 맞는 경우가 많은데, 그것은 발이 커진 것이 아니라 발볼이 넓

어진 것이다. 발볼이 넓어지면 발가락뼈 사이를 지나가는 신경이 자극을 받아 부풀어 오르는데 이것을 신경종이라고 한다. 특징은 걸을 때 발바닥 앞쪽에 통증이 있고, 타는 듯한 통증이나 저림이 느껴진다. 특히 하이힐이나 발볼이 좁은 구두를 신었을 때 심하고, 신발을 벗고 주무르면 증상이 호전되는 경우가 많다.

발 건강 지키는
아주 쉬운 방법

발은 아치가 무너져도 증상이 없기 때문에 지나치기 쉽다. 아치가 무너지면 발이 아픈 것이 아니라 무릎이나 허리가 아프다. 그러니 무릎이나 허리가 아플 때 평발이 원인이라고 신발이나 깔창을 처방해주면 환자들이 의아해하는 경우도 많다. 발바닥 아치는 체중을 받쳐주는 스프링이다. 발의 스프링이 망가졌다면 발이 망가지지 않게 튼튼한 신발로 발을 보호하고, 발에 맞는 깔창을 깔아 떨어진 충격흡수 기능을 보완해주어야 한다.

발 건강 지키는 운동과 마사지

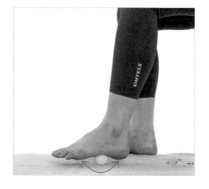

골프공 굴리기

골프공을 발바닥으로 하루에 10분씩만 굴려보자. 소파에 앉아서 텔레비전을 볼 때 장난치듯이 발바닥으로 골프공을 굴리는 것으로 충분하다. 이렇게 하면 족저근막이 활성화되어 족저근막염의 증상이 호전될 수 있다. 또 족저근막은 발의 내측 아치를 지탱해주는 역할을 하므로, 나이가 들어 평발이 진행되면 발생하는 무지외반증이나, 지간신경종도 개선될 수 있다.

발가락으로 수건 잡기

발가락으로 수건 잡기도 좋은 운동이다. 수건을 바닥에 펴놓고, 발을 수건 위에 올려놓은 후 발가락을 이용해서 수건을 말아 쥐는 것이다. 모여서 누가 빨리 수건을 말아 쥐나 게임을 해도 좋다. 발바닥 근육이 발달해서 발 건강이 좋아지고 체형을 좋게 유지할 수 있다.

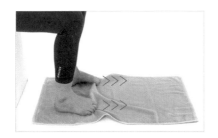 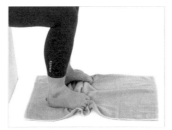

후경골근 마사지

후경골근은 경골(정강이뼈) 뒤쪽에 아주 깊숙이 있는 근육이다. 이 근육이 발목 안쪽을 돌아서 발바닥에 붙어 발의 내측 아치를 유지시켜주는 역할을 한다. 너무 많이 걸으면 후경골근이 피로해져서 아치가 내려앉아 평발이 되는데, 이렇게 되면 걷거나 뛸 때 발바닥과 종아리가 아픈 경우가 많다.

다리를 구부려 반대쪽 무릎 위에 올리고, 경골뼈 뒤쪽을 만져보면 후경골근이 만져진다. 그곳을 양쪽 엄지로 누른 상태에서 발목을 시계 방향, 반시계 방향으로 번갈아 돌려주면 후경골근을 푸는 데 도움이 된다.

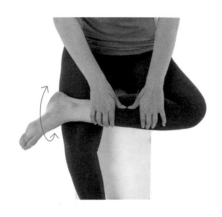

맨발로 걷는 것은 발 건강에 도움이 될까?

맨발로 걷는 것은 건강에 유익한 점이 많다. 하지만 운동처럼 해야지 일처럼 하면 안 된다. 운동을 하루에 한두 시간 하는 것처럼, 맨발로 걷는 것도 한두 시간 해야지 하루 종일 맨발로 걸어 다니면 오히려 발에 무리가 갈 수 있다. 요즘에는 집도 대리석이나 원목마루 같은 딱딱한 바닥재를 많이 쓰기 때문에, 집 안에서도 하루 종일 맨발로 돌아다니면 발에 무리가 갈 수 있다.

당신의 건강에 대해
신발이 말해주는 것들

신발은 지난 3개월간 당신이 어떻게 걸었는지 낱낱이 보여주는 블랙박스다. 신발을 보면 균형이 어느 쪽으로 기울었는지 알 수 있고, 건강상태도 짐작할 수 있다. 지금 바로 신발을 벗어서 살펴봐라.

신발 모양이 변형된 경우

유독 신발이 금방 망가지는 사람이 있다. 특히 학생들은 발이 빨리 크고, 많이 뛰어다니기 때문에 신발이 금방 망가진다. 신발 중간 부분이 벌어져 있는 사람은 걸을 때 발을 좌우로 움직이면서 걷는 사람이다. 주로 안쪽 아치가 무너지면서 평발이 되는 '기능성 평발'을 의심할 수 있다.

신발 뒤축이 닳은 경우

걸을 때 뒤꿈치부터 닿기 때문에 신발 뒤축이 닳은 것은 당연하다. 뒤축이 닳을수록 발을 보호하기 힘들고 걸을 때 발이 돌아갈 수 있으니, 뒤축이 조금만 닳아도 신발을 바꿔주는 것이 좋다. 정상적으로 발은 바깥쪽으로 7도 기울어져 있으므로 뒤축도 정중앙에서 약간 바깥쪽이 닳는다. 만약 뒤축 바깥쪽이 많이 닳았다면 팔자걸음을 걷는 것을 의심할 수 있고, 안쪽이 닳았다면 안짱걸음을 걷는다고 생각할 수 있다.

또 신발 한 켤레를 들고 뒤축을 비교했을 때, 뒤축의 닳은 정도가 비대칭이라면 다리 길이의 차이나 골반의 불균형을 알 수 있다.

신발 앞쪽이 많이 닳은 경우

신발 앞코 부분이 닳은 사람이 가끔 있다. 그런 사람은 걸을 때 발목의 배측굴곡(발이나 발가락을 발등 쪽으로 굽히는 일)이 잘 안 돼서 발 앞쪽이 닿는 것이다. 허리 디스크로 발목에 마비가 왔거나 뇌졸중 등으로 발목이 경직된 경우에 볼 수 있다.

신발 앞쪽 밑창 부분이 닳은 경우는 걸을 때 뒤꿈치부터 닿는 것이 아니라 앞발부터 닿는, 즉 발을 끌고 다니는 사람에게 흔히 발생한다.

변형된 신발이 인체에 미치는 영향

대부분의 발 문제는 발의 안쪽 아치가 무너지면서 발목이 안쪽으로 회전하는 메커니즘에 의해서 발생한다. 이것이 전신 골격에 영향을 주어 변형을 일으키는 것이다. 신발을 고를 때는 신발의 안쪽 면이 견고하고, 안쪽 아치를 잘 받쳐줘서 발이 안쪽으로 무너지는 것을 막아주는 것으로 골라야 한다. 신발 안쪽을 손가락으로 눌러봤을 때 딱딱한 것이 좋다. 신발은 변형되면 바로 새 신발로 바꿔주는 것이 좋다. 변형된 신발을 신고 다니는 것은 깨진 범퍼를 달고 다니는 자동차와 같다. 구두도 뒤축이 닳으면 그때그때 갈아주어야 한다. 무엇보다도 신발을 여러 개 준비해서 매일매일 바꿔 신고, 가능하다면 하루에도 몇 번씩 갈아 신는 것이 발 건강에 좋다. 단벌 구두면 발이 망가진다.

운동화 고를 때 살펴봐야 할 3가지

운동화를 들어보자

운동화를 들어보면 가벼운 신발도 있고, 무거운 신발도 있다. 나는 무거운 운동화를 선택한다. 자동차도 무거운 차와 가벼운 차를 비교해보면 무거운 차가 기름은 많이 먹겠지만, 아무래도 좀 더 안정감 있고, 충돌했을 때 안전할 가능성이 높다. 운동화도 마찬가지다. 가벼운 운동화를 신으면 발걸음이 가볍다. 마치 안 신는 것처럼 날아갈 것 같다. 하지만 가벼울수록 충격을 흡수하는 기능은 떨어진다. 오래 걸으면 쉽게 피곤해진다는 이야기다. 그래서 산티아고 순례길을 떠나는 사람들이 가벼운 운동화보다는 무겁고, 밑창이 두꺼운 트레킹화를 선택하는 것이다. 마라톤 선수들도 시합 당일을 제외하고는 무겁고, 밑창이 두꺼운 신발을 신고 연습한다.

운동화를 꺾어보자

두 손으로 신발을 잡고 2분의 1 지점을 꺾어보자. 정상적이라면 그 부분은 아주 견고해서 절대 꺾이지 않는다. 만약 쉽게 꺾여서 신발이 반으로 접힌다면, 그런 운동화는 피하자. 신발의 2분의 1 지점에는

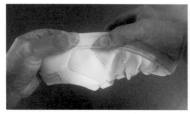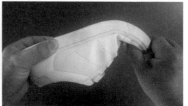

발의 안쪽 아치, 즉 발에 미치는 충격을 대부분 받아내는 '내측 종아치'가 있다. 그 지점이 약한 신발은 발에 전해지는 충격을 흡수할 수가 없다.

반대로 신발의 앞쪽 3분의 1 지점은 쉽게 꺾여야 한다. 그 부분에는 엄지발가락 관절이 있어서 발이 유연하게 구르면서 앞으로 차고 나갈 수 있도록 도와준다. 만약 통굽처럼 밑창이 딱딱해서 전혀 꺾이지 않는다면 걸음걸이가 부자연스럽고, '뚜걱뚜걱' 말발굽을 끼운 것처럼 걷게 될 것이다.

운동화를 던져보자

한 켤레의 신발 뒤축을 잡고 앞쪽으로 살짝 던져보자. 윷놀이하듯이 높이 던지지 말고, 30센티미터 높이에서 살짝 앞쪽으로 던져보자. 정상적으로 신발이 안정되게 착지해야 한다. 가끔 던졌을 때 뒤집어지는 신발이 있다. 그런 신발은 중심이 높아서 안정성이 떨어진다고 볼 수 있다. 신발의 안정성이 떨어지면, 발을 내딛을 때 발목 주위 근육이 그것을 보상해줘야 한다. 그런 신발을 신으면, 걸을 때 발목 주위 근육이 쉽게 피곤해질 수 있다.

원인 모를 통증,
턱관절 이상을 의심하라

턱관절에 이상이 있다고 하면, 턱이 아프거나 불편하다고 생각하는 사람이 많다. 물론 턱이 불편한 경우도 있지만, 많은 경우 턱관절에는 별다른 증상이 없다. 턱관절은 생각보다 통증에 둔감하다. 오히려 턱관절 주위에 여러 가지 증상이 발생한다. 이런 증상들은 모호해서 진단도 잘 안 되고 잘 낫지도 않는다. 그래서 턱관절에 이상이 있는 환자들은 대부분 턱관절이 아파서 병원에 오는 것이 아니라, 두통이나 목통증 등 다른 증상 때문에 병원을 찾았다가 근본 원인이 턱관절에 있다는 이야기를 듣곤 한다.

목통증 환자들도 근본 원인이 턱관절에 있다고 하면 "턱은 전혀 증상이 없는데요?" 하며 고개를 갸웃거리는 경우가 많다. 턱관절에 이상이 있을 때 가장 흔한 증상은 턱이 아니라 목통증과 두통이다. 그 외에도 설명하기 힘든 많은 증상이 있다. 만약 원인을 알 수 없는, 어깨와 목의 만성통증으로 고생하고 있다면 혹시 턱관절에 이상이 있는 것은 아닐까 생각해보는 것이 좋다.

턱관절에 이상이 생기는 이유

턱관절이 안 좋아지는 원인은 다양하다. 성인은 한쪽으로만 씹는 것이 원인인 경우가 많은데, 이 경우 한쪽 치아에 문제가 생기는 것이다. 한쪽으로만 씹으면 금방 턱관절에 탈이 난다. 껌을 너무 오래 씹거나 마른오징어 같은 딱딱한 음식을 많이 먹어도 문제가 생긴다. 엎드려 자거나 턱을 괴는 자세, 수면 중 이갈이, 이 악무는 습관도 흔한 원인이다. 그 외에 상실된 치아의 방치, 교통사고 등 목과 머리의 외상 등이 원인이 될 수 있다. 선천적으로 턱관절이 약하거나 부정교합으로 이상이 생기는 경우도 있어 전문가의 관찰이 필요하다.

턱관절 이상 의심 증상

- 목이 항상 뻐근하고 어깨가 뭉친다.
- 목을 앞으로 내민 거북목이다.
- 만성적인 두통이다.
- 한쪽 눈이 항상 뻐근하고 안면근육의 긴장으로 불편하다.
- 어지럼증이나 이명이 있다.

턱관절 이상 자가진단법

턱관절 이상을 진단하기는 쉽지 않다. 다음은 집에서 턱관절이 건강한지 간단하게 테스트해볼 수 있는 방법이다.

1. 손가락 3개(2, 3, 4번)를 곧게 펴서 입에 넣어보자. 입은 정상적으

로 45~55밀리미터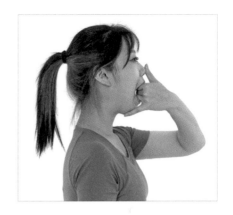
정도 벌려야 한다. 만
약 쉽게 들어가지 않
는다면 턱관절 이상
을 의심할 수 있다.

2. 거울 앞에서 입을 천

천히 벌렸다 닫아보자. 입이 수직으로 벌어지지 않고 한쪽으로
틀어진다면 턱관절 이상을 의심할 수 있다.

3. 입을 벌리고 닫으면서 귀 바로 앞을 만져보면 움직이는 곳이 있
는데, 그곳이 턱관절이다. 만약 턱관절 부위에 통증이 있으면 턱
관절 이상을 의심할 수 있다.

4. 다음 중 3개 이상이 해당되면 턱관절 이상을 의심할 수 있다.

- 말을 오래 하거나 단단하지 않은 음식을 먹을 때도 통증이
  있다.
- 아침에 일어나면 턱관절에 통증이나 불편한 느낌이 있다.
- 가만히 있어도 턱관절에 통증이 있다.
- 입을 벌릴 때 '뚝' 또는 '스걱' 하는 모래 갈리는 소리가 난다.
- 입이 크게 벌려지지 않는다.
- 턱이 빠진 적이 있다.

- 아래턱이 너무 나와 있거나 들어가 있다.

- 사각턱이다.

- 귀울림이 있다.

- 어지럼증이 있다.

- 두통이 있다.

- 목이나 어깨가 자주 뻐근하고 아프다.

- 우울증이 의심되거나 치료를 받은 적이 있다.

- 몸의 체형이나 자세가 비뚤어져 있다.

턱관절 건강,
어떻게 지킬까?

턱관절에 문제가 생기는 가장 흔한 원인은 한쪽으로만 씹는 습관 때문이다. 만약 치아에 문제가 있어서 제대로 씹지 못하는 경우라면 바로 치과 치료를 받아야 한다. 습관적으로 한쪽으로 씹는 경우라면 노력을 통해 개선할 수 있다. 음식 먹을 때 조금만 신경을 쓰면, 호미로 막을 일을 가래로 막아야 하는 상황을 피할 수 있다. 많은 경우가 그렇지만 문제가 생기기 전에는 그 중요성을 깨닫지 못하는 것 중 하나가 턱관절이다. 하지만 턱관절 이상이 생각보다 많은 문제를 야기할 수 있다는 점을 기억하고 항상 아껴주어야 한다.

치료보다 관리가 중요하다

턱관절 이상은 치료가 어렵다. 무의식중에 나타나는 습관은 고치기 어렵고, 어느 정도는 타고나는 것이다. 그래서 턱관절을 치료할 때는 '컨트롤한다'고 표현한다. 고혈압이나 당뇨병 등은 약을 먹는다고 없어지는 것이 아니라 약을 먹고 조절하는 것이다. 마찬가지로 턱관절 이상도 적절한 마사지와 운동으로 조절한다고 생각하고 평생 관리하는 것이 좋다.

- 한쪽으로만 씹는 습관은 반드시 고쳐야 한다.

- 부정교합이 있다면 치료를 해야 한다.

- 치아가 손상되었거나 빠져 있다면 빨리 복구해야 한다.

- 단단한 음식(오징어 등)이나 껌 씹는 습관은 버린다.

- 나쁜 구강습관(이갈이, 이 악물기)은 고친다.

- 턱관절에 안 좋은 자세(한쪽 턱 괴기, 엎드려 자기)는 고친다.

- 항상 바른 자세를 생활화한다.

턱관절이 좋아지는 운동법

턱관절 마사지

어금니를 물었을 때 턱 양옆에 불룩 올라오는 곳이 교근이라는 턱관절 근육이다.

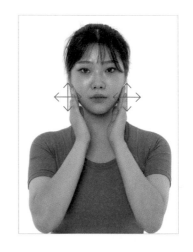

① 손가락 두 개로 턱관절 근육
   을 마사지한다.
② 어금니를 물지 않고 근육에
   힘을 뺀 상태에서 상하좌우

로 마사지한다.

③ 마사지 세기는 근육에 약간의 통증이 있을 정도가 좋다.

턱근육 강화 운동

① 한쪽 뺨에 손바닥을 대고 턱을 손바닥을 향해 민다.

② 손을 턱 아래 받치고 힘을 주어 입을 벌린다.

③ 손을 턱 앞에 대고 턱을 내민다.

④ 이때 손에 힘을 주어 저항하며 손이 밀리지 않도록 한다.

⑤ 6회 반복한다.

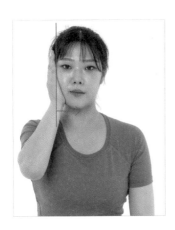
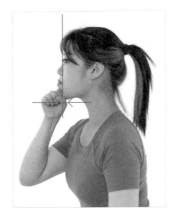

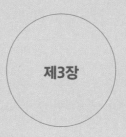

제3장

**통증을 이기고 인생을 바꾸는
걷기의 기술**

사람은 원래 걷는 동물, 걸어야 산다

재활의학과 의사에게 '100세 시대 건강하고 행복하게 살기 위해서 가장 필요한 덕목 한 가지'를 꼽으라고 한다면, 바로 '걷기'일 것이다. 나이가 들면 돈이 많건 적건, 몸매가 좋건 나쁘건 상관없이 제 발로 걸을 수 있는지 못 걷는지가 삶의 질을 좌우한다.

걸어야 안 아프다

인간은 걸어 다니는 동물이다. 현대적인 교통수단이 보급되기 전까지 인류는 매일 평균 3만 보를 걸어왔다. 인간의 몸은 하루 3만 보를 걷는 데 맞춰져 진화해왔다. 지금은 하루에 1만 보만 걸어도 많이 걷는다고 하는 것을 보면, 현대인들이 얼마나 안 걷는지 알 수 있다.

걷지 않아 생기는 질병은 당뇨병이나 고혈압 같은 성인병, 치매나 암처럼 생명을 위협하는 병, 그리고 역류성 식도염이나 변비, 소화불량처럼 많은 사람이 안고 있는 일상적인 병, 우울증, 불면증 등 심리적 문제로 인하여 생기는 질환까지 매우 다양하다.

내과적 질환뿐만 아니라 근골격계 통증도 걷지 않아서 생기는 경우가 많다. 이런 통증은 바르게 걸으면 생각보다 빨리 좋아질 수 있다. 비뚤어진 자세뿐만 아니라 허리통증, 어깨통증도 호전되고 심지어 무릎이 아플 때도 바르게 걸으면 증상이 호전될 수 있다.

무릎, 허리 아파서 힘들어도 걸어야 한다

통증 때문에 잘 못 걷게 되는 질환 중에 흔한 것이 무릎관절염과 척추관협착증이다. 무릎관절염이 생기면 무릎 연골이 닳아서 걸을 때, 특히 계단을 내려갈 때 무릎이 시큰거려 잘 못 걷는다. 척추관협착증은 척수가 지나가는 관이 퇴행성 변화로 좁아지는 병으로, 조금만 걸어도 엉덩이와 종아리가 터질 것 같아서 주저앉게 되는 병이다.

이렇게 통증 때문에 잘 못 걸을 때도 걷는 것이 도움이 될까? 혹시 증상이 더 심해지지는 않을까? 물론 아픈 것을 참으며 이를 악물고 걷는 것은 좋지 않다. 하지만 아프지 않은 범위 내에서 자주 걸어주는 것은 도움이 된다. 인간은 오래 걸으면 몸이 불편하지 않은 방향으로, 에너지를 최소화하는 쪽으로 적응하여 체형을 변화시킨다. 그래서 꾸준히 걷다 보면 오히려 통증이 없어지는 경우도 있다. 최소 하루 30분 이상 걷는 것이 좋은데, 만약 아파서 못 걷겠다면 걷는 시간을 10분씩 세 차례 나누어 걷는 것으로도 비슷한 효과를 기대할 수 있다.

걷기는 천연 항우울제다

인생이 고통스러운가? 매사에 짜증이 나는가? 걸어보자! 걸으면 신기하게도 마음이 차분해지고 생각이 정리된다. 정신과 영역에서도 환자를 치료하는 데 산책이 치료 프로그램에 들어가 있다. 걸을 때 뇌에서는 세로토닌이 분비되는데, 세로토닌은 불안감을 다독여 느긋한 마음을 되찾게 해준다. 걸음은 천연 항우울제다. 병원에서 처방하는 항우울제도 결국 뇌 속 세로토닌의 농도를 높이는 약이다.

인간은 걸으면서 현명해진다. 걷는 동안 뇌 활동도 활발해져 긍정적이고 창의적인 생각을 하게 된다. 이런 현상은 빠르게 걷는 것보다는 여유롭게 사색하면서 천천히 걸을 때 자주 발생한다. 단지 산책하는 것만으로도 현명해지는데 안 걷는 것은 두 배로 손해인 셈이다.

걷기는 건강상태를 보여주는 거울이다

경험이 많은 의사는 환자가 걷는 것만 봐도 어디에 이상이 있는지 진단할 수 있다. 구조적 불균형은 걸을 때 그 문제점이 더 적나라하게 드러난다. 특히 발에 문제가 있다면 걸음걸이는 확연히 달라진다.

대체의학 영역에서는 걸음걸이와 내부 장기도 연관성이 있다고 생각한다. 걸을 때는 주로 엉덩이 근육, 허벅지 근육, 종아리근육이 사용되는데, 이 근육들은 각각 생식기능, 소장기능, 방광기능과 연관되어 있다고 본다. 예를 들어 소장기능이 안 좋으면 대퇴사두근이 약해져서 보폭이 좁아지고 무릎에 걸리는 충격을 흡수하지 못해 무릎통증이 생기기 쉽다. 대장기능이 안 좋으면 대퇴근막장근이 약해지고 다리 사이가 벌어져서 어기적거리면서 걷게 된다. 걸음걸이를 바르게 하면 내장기능도 좋아진다. 걸음은 건강상태를 보여줄 뿐만 아니라 당신의 몸을 건강하게 만들 수도 있다.

걸음걸이만 봐도
알 수 있는 3가지

멀리서 걸음걸이만 봐도 단번에 누군지 알아볼 수 있다. 너무 멀어서 얼굴도 분간이 안 되는데 말이다. 한편 처음 보는 사람도 걸음걸이를 유심히 살펴보면 그 사람이 몇 살쯤 됐는지, 어떤 사람인지 어느 정도 파악이 가능하다. 걸음걸이는 그 사람의 모든 것을 보여주는 신체언어이기 때문이다. 그래서 배우들이 연기를 할 때도 배역의 나이와 성격에 따라 걸음걸이를 달리 한다.

걸음걸이는 무의식의 영역이다. 우리는 걸을 때 자신이 어떻게 걷는지 일일이 신경 쓰지 않는다. 의식하고 신경 쓰면 잠시 동안은 걸음걸이를 바꿀 수 있지만 금세 원래 자신의 걸음걸이로 돌아간다. 뇌가 몸을 움직여서 걷게 만든다.

우리는 걸음걸이만 봐도 그 사람의 여러 가지를 파악할 수 있다.

1. 나이를 알 수 있다

3040 걸음

젊은이들의 걸음걸이는 활기차다. 보폭이 넓고 통통 튀듯이 걷는다. 다리가 가벼워 앞으로 쭉쭉 뻗으면서 걷는다. 마치 모델이 걷듯 에너지를 주체 못하는 모습이다. 보기만 해도 에너지가 느껴진다.

5060 걸음

걸을 때 다리를 앞으로 힘차게 뻗는 정도가 젊었을 때보다 줄어든다. 50대가 되면 걸을 때 발의 아치가 몸무게를 버티지 못하고 내려앉아 평발로 변한다. 이것을 '기능성 평발'이라고 부른다. 그 모습을 뒤에서 자세히 관찰하면, 발이 내려앉을 때 발목이 휘청거리면서 돌아가는 것을 볼 수 있다. 이런 휘청거림은 발목뿐만 아니라 무릎, 허리까지 영향을 주어 여러 부위에 통증을 일으킨다.

7080 걸음

나이가 들면 보행속도가 느려진다. 보폭이 줄어들어 종종걸음을 걷고 어깨가 굽어 엉거주춤한 자세가 된다. 나이가 들수록 자세가 앞으로 숙여지는 경향이 있다. 팔을 흔드는 폭도 줄어드는데, 뇌기능이 떨어져서 그렇다.

2. 감정을 알 수 있다

시험에 합격한 사람의 걸음

성공한 사람의 걸음은 날아갈 듯 가볍다. 보통 두 발 중 한 발은 땅에 닿아 있게 마련인데, 신이 나면 두 발이 동시에 땅에서 떨어져 있는 시간이 많아진다. 한마디로 경중경중 뛰는 것이다. 행복하면 발걸음도 가벼워지게 마련이다.

사업에 실패한 사람의 걸음

사업에 실패한 사람은 걸을 때 어깨는 축 늘어져 있고, 고개는 앞으로 떨군 채 땅을 보고 걷는다. 이렇게 걸으면 무게중심이 앞쪽으로 쏠려서 다리가 앞으로 잘 안 나간다. 그러니 다리를 억지로 앞으로 내딛게 해서 터벅터벅 소리를 낸다. '터벅터벅'은 실패를 부르는 걸음 소리다.

3. 건강을 알 수 있다

무릎이 아픈 사람의 걸음

무릎이 아픈 사람은 무릎을 쭉 펴지 못한다. 다리가 안 펴지니 보폭도 좁아진다. 계단을 내려갈 때는 무릎관절이 아파서 한 걸음씩 내려가거나 뒤로 돌아서 내려간다. 심하면 다리를 저는 경우도 있다.

허리 디스크가 심해지면 발목에 마비가 온다. 주로 발목을 들어올리는 근육에 마비가 온다. 걸을 때 뒤꿈치가 먼저 바닥에 닿으려면 발목이 잘 올라와야 하는데, 이게 안 되면 다리를 절게 된다.

걸음걸이를 바꾸면 인생도 바뀐다

사람의 걸음걸이는 다 다르다. 걸음걸이를 바꾸면 인생도 바뀔까? 과연 걸음을 젊은 사람처럼, 성공한 사람처럼, 건강한 사람처럼 걸으면 젊어지고, 성공하고, 건강해질까? 이 발상은 어느 정도 근거가 있는 이야기다. 걸음과 뇌는 서로 긴밀하게 영향을 주고받기 때문에 바른걸음을 걷는 것만으로도 우리 몸에서 여러 가지 긍정적인 효과를 기대할 수 있다.

다만 걸음은 무의식의 영역이므로 걷는 습관을 바꾸는 것이 그리 쉽지는 않을 것이다. 하지만 매일매일 조금씩이라도 걸음을 바꾸기 위해 노력한다면 좋은 결과가 있을 것이다. 오늘부터라도 걸음걸이를 바꿔보자. 걸음은 활기차게 보폭은 넓게, 팔은 힘차게 흔들면서 가슴을 쭉~ 펴고 걸어보자. 당신의 인생도 쭉~ 펴질 것이다.

체형을 망치는
팔자걸음과 안짱걸음

'바르게 걸어야 건강하다'는 것은 누구나 아는 상식이다. 바른걸음은 발끝을 11자로 걷는 것이 정석이다. 걸을 때 발끝이 11자에서 안쪽 방향으로 나가면 안짱걸음, 바깥쪽을 향하면 팔자걸음이다.

11자로 걷기 위해서는 몸의 균형이 맞아야 한다. 그중 가장 중요한 부위가 골반이다. 골반이 바로 서야 바르게 걸을 수 있다. 골반에 다리가 붙어 있기 때문이다. 골반이 좌우로 틀어지면 좌우 다리 길이가 달라진다. 골반이 앞뒤로 기울어지면 팔자걸음과 안짱걸음이 된다. 반대로 팔자걸음, 안짱걸음으로 걸어 다니면 골반이 앞뒤로 기울어진다.

앞뒤로 기울어진 골반은 전체적인 체형을 변화시킨다. 등이 구부정해지고, 목이 앞으로 나오며 비만체형으로 변한다. 허리골반 통증이 생기는 것은 당연하고, 그 외 다른 부위에도 통증을 일으킨다. 우리 몸은 머리부터 척추, 팔다리가 모두 균형을 이루고 있어야 건강하다. 균형이 틀어지면 바로 병이 찾아온다.

팔자걸음

걸을 때 발끝이 11자에서 바깥쪽 방향으로 진행되는 걸음이 팔자걸음이다. 팔자걸음은 발끝만 틀어지는 것이 아니라, 다리 전체가 바깥쪽으로 회전하게 되고 골반은 뒤쪽으로 눕는 체형이 된다. 골반이 뒤로 누워버리면 여러 가지 구조적 이상을 초래한다.

첫 번째, 요추전만(腰椎前彎)이 없어진다(정상석으로 요추는 약간의 전만이 있다). 전만이 없어지면 허리에 미치는 충격을 잘 흡수하지 못해 허리통증이 발생한다. 걸을 때는 허리는 뒤로 빠지고 다리가 먼저 나가는 걸음걸이를 보인다.

두 번째, 가슴이 푹 들어가서 가슴도 처지고 엉덩이도 처진다. 등이 굽고 목이 앞으로 나오기 때문에 목통증도 생기기 쉽다.

안짱걸음

걸을 때 발끝이 11자에서 안쪽 방향으로 진행되는 걸음이 안짱걸음이다. 안짱걸음은 발끝만 틀어지는 것이 아니라, 다리 전체가 안쪽으로 회전하게 되고 골반은 앞으로 기울어진다. 앞으로 기울어진 골반은 건강에 나쁜 영향을 미친다.

첫 번째, 허리가 앞쪽으로 쑥 들어가고 엉덩이가 뒤로 튀어나와 오리엉덩이 모양이 된다. 이런 자세는 허리통증의 원인이 된다. 걸을 때 다리가 앞으로 수월하게 나가지 못해서 다리를 옆으로 돌려서 걷게 된다. 무릎 안쪽에 무게가 많이 실려서 통증을 유발한다.

두 번째, 허벅지 앞쪽이 튀어나온다. 누워 있을 때 허벅지 앞쪽이 튀어나와 있다면, 골반이 앞쪽으로 기울어진 것은 아닌지 확인해봐야 한다. 그런 체형이라면 결국 허벅지 옆쪽도 튀어나와서 승마바지형 비만이 되고 오리엉덩이가 되기 쉽다.

세 번째, '아빠 배(소위 똥배)'가 나온다. 이렇게 튀어나온 배는 살이 찐 것이 아니다. 골반이 앞으로 기울어지다 보니 골반을 받치고 있던 뱃속의 내장이 앞으로 쏟아진 것이다. 이렇게 쏟아진 뱃속의 소장, 대장, 방광, 자궁, 난소는 제자리에 있을 때처럼 제 기능을 하지 못하고 여러 가지 증상을 일으킨다. 소화장애, 자가면역질환, 방광염, 생리불순, 불임 등이 그것이다. 구조에 이상이 생기면, 그 안쪽의 내부 장기에도 영향을 미치는 것이다.

골반 균형은 바르게 걷기의 시작이자 끝

골반이 제 위치에 있으면 바르게 걸을 수 있다. 골반을 앞에서 받쳐주는 복근과 뒤에서 받쳐주는 엉덩이 근육이 튼튼해야 한다. 평소에 '플랭크'와 '스쿼트'를 꾸준히 하면 골반 위치를 바로잡을 수 있다.

그리고 걸음걸이를 자주 체크하면서 바르게 걸으려고 노력해야 한다. 발끝은 정면을 향해서 걷는지, 뒤꿈치의 중앙 부위가 먼저 바닥에 닿는지 체크하자. 보폭을 무리하게 크게 하면 다리뿐만 아니라 골반까지 돌아갈 수 있으므로 적당한 보폭으로 자연스럽게 걷는 것이 좋다.

슬기로운 걷기 생활,
어떻게 하면 되나

나는 오랫동안 잘못 걸어서 생긴 여러 가지 질병과 통증을 치료해 왔다. 또 제대로 걷는 것만으로도 통증이 사라지고 건강을 되찾는 경우도 많이 봐왔다. 그리고 보행분석 시스템을 이용한 연구를 계속해왔고 장애인 재활로봇, 장애인 보행로봇의 개발에도 참여해왔다. 오랫동안 사람들이 걷는 것을 유심히 관찰해서 그런지, 거리를 걷다 보면 굳이 신경 쓰지 않아도 '저 분은 저렇게 걸으면 허리가 아플 텐데', '저 분은 무릎에 이상이 있어서 저렇게 걷는구나' 하고 단박에 알아차린다.

제대로 걷는 사람이 거의 없다

산책길에서 마주치는 사람들의 걷는 모습을 보면 '제대로 걷기가 참 쉽지 않구나' 하고 느끼게 된다. 사실 제대로 걷는 것은 어렵다. 걷는 행위가 무의식의 영역이기 때문이다. 걸음은 호흡과 비슷하다. 의식적으로 숨을 깊이 또는 빨리 쉴 수 있지만, 대부분의 시간은 의식하지 못하는 사이에 호흡을 한다. 마찬가지로 걷기도 의도하는 바에 따라 빨리 걸을 수도 있고 느리게 걸을 수도 있지만, 대부분은 무의식의 명령에 따라 조절된다. 그래서 '이제부터 똑바로 걸어야지' 하고 다짐을 해도 불과 1, 2분 사이에 무의식이 시키는 대로 걷게 된다.

걷는 것이 이동 수단인지 운동 수단인지 구분한다

자동차가 대중화되기 전까지 인간은 하루 평균 3만 보를 걸었다. 그때 걷는 목적은 당연히 이동 수단이었다. 학교를 갈 때도 먼 길을 걸어야 했고, 물을 얻기 위해 수 킬로미터를 걸어야 하는 경우도 흔했다. 현대인에게 걷기는 이동 수단이라기보다는 운동 수단이다. 이동 수단으로서의 걷기와 운동 수단으로의 걷기는 그 성격이 완전히 다르다. 이동 수단으로서의 걷기는 에너지 효율이 우선이다. 어떻게 하면 최소한의 에너지로 멀리 걸을 것인가가 관건이다. 가장 편한 자세로 힘을 빼고 걷는 것이다. 반면 운동 수단으로서의 걷기는 에너지 효율이 고려 대상은 아니다. 만약 걷는 목적이 체중 조절을 위한 것이라면 에너지 효율이 떨어지게 걷는 것이 더 좋다.

운동으로 걸을 때는 왼발에 집중한다

건강해지는 걸음걸이는 바른 자세로 보폭을 넓혀서 힘차게 걷는 것이다. 그러나 우리의 무의식은 '이동 수단'으로서의 걷기에 맞춰져 있다. 인류가 수만 년 동안 이동하기 위해 걸었던 것이 DNA에 남아 있는 것이다. 그래서 바른 자세로 보폭을 넓혀 걸으려고 마음먹어도, 어느 틈엔가 집중력이 떨어지면 구부정하게 걷게 되는 것이다. 결국 건강을 위한 걷기는 끊임없이 무의식으로 빠져들려는 것을 어떻게 의식의 영역에 붙잡아놓을 것인지에 달려 있다.

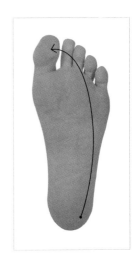

이때 도움이 되는 간단한 방법이 있다. 일단 왼발을 제대로 내딛는 데 신경을 써보자. 군대에서 구령 붙여 걸어갈 때 "왼발! 왼발!" 하면서 걷는다. 왼발을 제대로 내딛으면 오른발은 신경 쓰지 않아도 자연스럽게 왼발을 따라가게 되어 있다. 그래서 왼발에 모든 신경을 집중한다. 양쪽 발을 모두 신경 쓰다 보면 오히려 걸음걸이가 어색해지거나 걸을 때 팔과 다리가 같이 나가는 경우도 생길 수 있다.

그리고 왼발을 내딛을 때는 다리가 정면을 향해서 나가는지, 뒤꿈치가 정확하게 닿을 때 발끝은 어느 방향을 향하고 있는지, 발을 굴려 차고 나갈 때 발바닥 근육은 어떻게 움직이며 무게중심은 어떻게 진행되는지 세밀하게 느껴보자.

바른걸음은 뒤꿈치 중앙 부위나 약간 바깥쪽이 닿아서 발의 바깥쪽 날을 따라 무게중심이 이동하다가 전족부(前足部)에서 안쪽으로 방향을 틀어 엄지와 검지 발가락을 지나가는 것이다. 걷는 속도에 따라 다르지만 일상적인 걸음걸이에서는 종아리나 발목 근육은 이용하지 않고, 주로 햄스트링과 엉덩이 근육을 이용해서 걷는 것이 좋고, 빠른 걸음은 종아리, 발바닥 근육뿐만 아니라 상체와 복근까지 모두 사용해서 걸어야 한다.

신발 깔창으로
체형 변형을 바로잡는다

"웬 깔창이 이렇게 비싸요? 마트에 가면 몇 천원이면 사는데… 뭐가 다른 건가요?"

"깔창이 너무 딱딱한 거 아닌가요? 이렇게 딱딱하면 발이 불편할 것 같은데요?"

병원에서 깔창을 처방할 때 항상 받는 질문이다. 하지만 길게 보면 교정용 깔창만큼 근본적이고 효과적인 치료법도 없다. 교정용 깔창은 우리가 생각하는 것과는 조금 다른 접근방식이다. 단순히 발을 편하게 한다기보다는 오히려 발은 불편하더라도 체형을 바로잡는 데 목적이 있다.

한 가지 예를 들자면 대부분의 무릎관절염은 무릎 안쪽부터 진행되는데, 이것은 발의 안쪽 아치가 무너지면서 무릎이 안쪽으로 회전하는 것과 관련이 있다. 이런 경우 깔창을 통해 발의 각도를 바꿔주면 무릎이 바깥쪽으로 회전하면서 무릎의 축도 바깥쪽으로 이동한다. 바깥쪽 무릎연골은 안쪽에 비해 비교적 덜 닳았기 때문에 통증 없이 몇 년은 거뜬히 사용할 수 있다.

목적에 따라 달라지는 3가지 깔창

우리가 깔창이라고 부르는 신발 '인솔'은 목적에 따라 세 가지로 나뉜다. 첫 번째로 가장 단순한 형태는 푹신한 인솔로 발을 보호해주는(comfort) 깔창, 두 번째는 발이 무너지는 것을 막아주는(support) 깔창, 마지막으로 발을 틀어서 체형을 교정해주는(correct) 깔창이 있다.

발을 편하게 해주는 깔창

대부분의 운동화 안에 들어가 있는 깔창은 발에 미치는 충격을 흡수해준다. 소재는 스펀지부터 실리콘, 특수소재까지 다양하다. 얼마나 푹신해서 발을 편하게 해주느냐가 주목적이다. 그런데 너무 푹신한 소재의 깔창은 바람직하지 않다. 걸을 때 발바닥이 수직으로 바닥에 닿는 것이 아니므로, 너무 푹신하면 오히려 발목에 부담을 줄 수 있다.

발을 지탱해주는 깔창

발바닥에는 움푹 들어간 두 개의 아치가 있다. 하나는 발의 안쪽을 따라 세로로 움푹 들어간 종아치이고, 다른 하나는 발바닥 앞쪽에 가로로 움푹 들어간 횡아치다. 이 두 개의 아치는 걸을 때 스프링처럼 충격을 흡수해주는 역할을 한다. 하지만 40대 중반이 되면 아치의 기능도 떨어져서 걸을 때 아치가 주저앉는 현상이 발생하는데, 이를 후천성 평발 또는 기능성 평발이라고 부른다. 기능성 평발이 되면 걸을 때 충격을 흡수해주지 못하기 때문에 체형이 변형되어 O자형 다리가 되고, 무릎 안쪽에 관절염이 올 수 있다. 이럴 때 종아치와 횡아치를 지탱해주는 깔창을 사용하면 발의 피로감이 줄어들어 더 오래 걸을 수 있고, 나중에 발이 변형되고 체형이 변형되는 것을 늦출 수 있다.

변형된 체형을 바로잡아주는 깔창

환자를 진료하다 보면 발 때문에 체형이 변형되고, 통증이 발생하는 경우를 많이 볼 수 있다. 그중 하나가 선천적으로 평발인 경우다. 평발이 되면 골격의 축이 주춧돌부터 틀어지기 때문에 여러 가지 체형의 변화가 일어난다. 다리가 휜다든지, 걸음걸이가 정상적이지 않다든지, 키가 덜 자라기도 한다. 다른 하나는 40대 중반을 넘어서면서 대부분의 성인에게 발생하는 '기능성 평발'의 경우다. 걸을 때 아치가 무너지면 발에 충격을 줘서 무지외반증, 족저근막염 등의 발 질환을 일으키고, 전신 체형에 영향을 준다. 무릎이 O자형 다리가 되면서 무릎 안쪽으로 관절염이 오는 경우는 매우 흔하다.

한편 발이나 무릎 등 체형 변화로 생기는 질병 상태를 교정해주는 깔창은 딱딱하고 교정 각도가 과장된 경우가 많아서, 처음에는 오히려 발이 불편하게 느껴진다. 이런 딱딱한 깔창은 효과도 크지만 그만큼 부작용도 생길 수 있으므로, 발과 체형에 대한 정확한 진단을 통해 처방되어야 한다.

걷기용 신발은 쿠션보다 안정감에 주목하라

흔히 신발의 쿠션이 좋아야 충격을 잘 흡수한다고 생각하는데, 이건 반은 맞고 반은 틀린 얘기다. 쿠션이 많이 들어 있는 신발을 신으면 착용감이 부드러워 충격을 더 잘 흡수할 것 같지만 발목의 안정성은 크게 떨어진다. 그러면 발목을 잡아주는 근육이 긴장하게 되고, 조금만 걸어도 쉽게 피곤해진다. 장기적으로 보면 발목 근육이 발달해서 두꺼워지고, 종아리와 발목의 두께가 비슷해진다.

일반적으로 인간의 발은 안쪽으로 무너지는 경향이 있다. 쿠션이 많은 신발을 신으면 쿠션이 일정하게 찌그러지는 것이 아니라, 안쪽으로 무너지면서 발목의 안정성이 떨어져 발목인대를 다칠 위험성이 높아진다. 이렇게 되면 발목 안쪽으로 회전하는 내회전 토크(torque)가 걸린다. 인간의 발에 걸리는 충격이 하루 100톤에 달한다고 하니, 하루에 100톤의 힘이 발목을 안쪽으로 돌리는 것이다. 이런 충격은 다리를 안쪽으로 회전시켜서 휜 다리를 만들고, 무릎 안쪽에 통증을 유발시킬 수 있다.

지나친 쿠션은 충격은 흡수하지만 안정성은 떨어뜨리게 마련이다. 야구장에서 나누어주는 공기방석이 처음 앉았을 때는 편한 것 같지만 의외로 오래 앉아 있기 힘들다. 안정성이 떨어지는 것을 허리의 힘으로 조절해야 하기 때문이다.

그렇다면 걷기에 특화된 신발은 무엇일까? 트레킹화나 군화다. 두 신발 모두 쿠션이 거의 없다. 대신 밑창을 두껍게 만들어 충격을 흡수하고, 뒤꿈치와 안쪽 면은 견고하게 만들어서 발목의 안정성에 초점을 맞추고 있다. 실내에서나 집 근처에서 잠깐 신는 신발이라면 상관없지만, 오래 걷는 것이 목적이라면 쿠션이 좋은 신발보다 단단한 지지대 위에 약간의 쿠션이 있는 신발을 고르는 것이 좋다.

배를 펴고
뒷근육으로 걸어라

누구나 걷지만 잘 걷는 사람은 많지 않다. 잘 걷는다는 것은 무슨 말일까? 걷기에 대한 이론은 여러 가지가 있고, 생각보다 복잡해서 한마디로 설명하기 힘들다. 일단 두 가지만 실천해도 걸음걸이가 크게 달라질 것이다. 첫 번째는 '배를 펴고 바른 자세로 걷기', 두 번째는 '뒷근육으로 걷는 것'이다.

배를 펴고 바른 자세로 걸어라

바른 자세로 걷는다고 목, 가슴, 골반 등 여기저기 신경 쓰다 보면 오히려 힘이 들어가 로봇처럼 걷게 된다. 설령 바른 자세를 잡았다 하더라도 집중력이 떨어지는 순간, 금방 자세가 흐트러져서 구부정하게 걷게 된다.

바른 자세로 걷는 노하우를 가장 많이 가지고 있는 곳은 군대다. 군대에서 행군할 때 일사불란하게 동작을 맞춰야 하기 때문에 모든 사람이 바른 자세로 걸어야 한다. 군대에서는 바른 자세를 계속 유지하기 위해 "왼발! 왼발!" 하면서 한쪽 발에 구령을 붙여가며 걷는다.

이렇게 소리를 내면서 걸으면 우리의 뇌가 직접 자극받기 때문에 건기라는 행위가 무의식의 영역으로 가서 구부정해지지 않도록 의식의 영역에 붙잡아놓을 수 있다. 이것이 바로 구령의 마술이다.

평소 계속 바른 자세를 유지하면서 걸을 수 있는 방법은 없을까? 있다. 바른 자세로 한방에 해결할 수 있는 비법이 있다. 일명 "배 펴!" 동작이다. 배를 편다고 하면 무슨 뜻인지 잘 이해가 안 가겠지만 간단하다. 명치와 배꼽 사이의 거리를 최대한 벌린다고 생각하면 된다. 배를 쭉 펴기만 해도 기울어진 골반이 바로 서고, 가슴은 한껏 펴지고, 당연히 거북목도 사라진다. 이렇게 배를 펴는 것만으로도 평소에 얼마나 구부정하게 살았는지 깨닫게 될 것이다.

배를 펴면 몸매도 아름다워진다. 아랫배가 쑥 들어가고, 처진 가슴도 업되고, 지긋지긋한 팔뚝살도 순식간에 없어진다. 나이 들면 팔뚝살은 여간해서는 안 빠진다고 고민하는데, 사실 라운드숄더 때문에 팔이 안쪽으로 회전하면서 겨드랑이 안에 숨어 있던 살이 바깥쪽으로 삐져나온 것이다. 가슴이 활짝 펴지면 거북목이 사라지고 팔뚝살도 금세 없어진다.

뒷근육으로 걸어라

똑바로 선 상태에서 손바닥이 정면을 향하게 해서 팔을 몸통에 붙인다. 이 상태에서 몸의 옆선을 따라 앞판과 뒤판으로 나누어 생각해 본다. 앞판을 차지하는 얼굴과 배 쪽의 근육은 앞근육이고, 뒤판을 차지하는 등과 엉덩이 근육이 뒷근육이라 생각하면 이해하기 쉽다.

앞근육과 뒷근육은 서로 많이 다르다. 앞근육이 긴장하면 몸이 구부정해지고, 손도 움켜쥐게 된다. 반면 뒷근육이 긴장하면 자세가 펴지며 유지된다. 주먹을 펴는 동작이다. 중요한 사실은 사람은 노화가 진행될수록, 뇌기능이 떨어질수록, 욕심이 많아질수록 뒷근육은 약해지고 앞근육은 긴장하게 된다는 점이다. 그래서 나이 먹을수록 구부정해지는 것이고, 뒷근육은 젊음의 근육, 회춘근육, 깨달음의 근육이라고 부르는 것이다.

걸을 때도 마찬가지다. 앞근육보다 뒷근육으로 걸어야 건강해진다. 뒷근육, 즉 엉덩이나 햄스트링으로 뒷바퀴 구동을 해서 몸을 앞으로 밀어내면서 걸어야 한다. 안타깝게도 대부분의 사람들은 앞근육, 즉 대퇴사두근이나 정강이 근육을 이용해서 걷는다. 이건 앞바퀴 구동이다. 다리를 앞으로 뻗어 발을 바닥에 딛고, 그다음에 몸이 따라가는 걸음이다. 이렇게 걸으면 발소리가 터벅터벅 나고 무릎에 충격이 가서 무릎통증이 생길 가능성이 높다. 여기저기 아프고 자세가 비틀어질 수도 있다.

뒷근육으로 걷는다는 게 크게 와닿지 않는다면 왼손을 엉덩이에 대고 걸어본다. 엉덩이가 수축되는 것을 느끼면서 걷는 것이다. 오른발이 앞으로 나갈 때 왼쪽 엉덩이가 수축돼서 몸을 앞으로 쭉 밀어준다는 느낌으로 걸으면 된다. 처음에는 엉덩이 근육의 수축이 잘 안 느껴질 수도 있다. 이럴 때는 평지보다는 약간 경사로를 걸어 올라가 보면 더 확실히 느낄 수 있다. 양쪽 손을 모두 엉덩이에 대면 걸을 때 부자연스러우니 왼손은 엉덩이에 대고, 오른손은 자연스럽게 흔들면서 걷는 것이 좋다.

그렇다고 계속 엉덩이에 손을 대고 걸으라는 이야기는 아니다. 일주일 정도만 손을 대고 걷는 연습을 하면, 습관이 돼서 나중에는 손을 대지 않고도 엉덩이가 수축되는 것을 느낄 수 있게 된다. 그러면 엉덩이에서 손을 떼고 팔을 자연스럽게 흔들면서 걸으면 된다.

바로 연습을 시작해보자. 처음에는 어색하게 느껴질 수 있지만 일주일이면 습관이 몸에 배고, 습관이 지속되면 인생이 바뀔 수 있다.

걷는 목적에 따라
걷는 방법도 달라진다

아침에 산책로를 걷다 보면 많은 사람들을 만나게 된다. 건강을 위해서 새벽부터 걷기 운동하러 나온 사람들인데, 안타깝게도 건강에 도움이 되도록 걷는 사람은 많지 않다. 어떤 사람은 자세가 한쪽으로 틀어지게 걷기도 하고, 또 어떤 사람은 무릎에 무리가 많이 가게 걷는다. 잘못된 걸음걸이는 오히려 건강을 해칠 수 있다.

목적에 따라 걷는 방법도 달라진다. 걷기를 통해 얻고 싶은 것이 무엇인가? 살을 빼기 위해서? 허리통증을 없애기 위해서? 아니면 스트레스를 해소하고 활력을 얻기 위해서? 목적에 맞게 걸음걸이도 바꾸어야 한다.

스트레스가 해소되는 속도 : 시속 4km

정신적인 스트레스를 해소하기 위해서는 시속 4킬로미터 정도로 천천히 걷는 것이 좋다. 산책하듯이 천천히 걸으면서 하늘도 보고 나무도 보면서 걷노라면 감사하는 마음이 생기면서 스트레스가 풀린다. 걸으면서 걱정거리를 생각하는 것은 도움이 되지 않는다. 만약 걸을 때 잡념이 떠오른다면 걸음 자체에 집중해보자. 발바닥에서 느껴지는 압력, 무릎이 구부러지는 것, 엉덩이 근육의 움직임을 느끼면서 천천히 걷는 것 자체에 집중해보자. 잡념이 사라지고 뇌가 맑아질 것이다.

아름다운 몸매가 완성되는 속도 : 시속 5km

사람들이 걷는 것을 가만히 관찰해보면 대부분 발을 앞으로 던지듯이 차고, 몸을 끌어당기듯이 걷는다. 마치 곡괭이로 바닥을 찍고 몸을 앞으로 당기는 듯한 동작인데, 자동차로 말하면 전륜구동이다. 이렇게 걸으면 몸이 앞으로 숙여지고 보폭이 줄어들 수밖에 없다. 자세가 굽으면 군살이 붙고 몸매도 망가진다.

바른 자세로 걸으려면 후륜구동이 되어야 한다. 앞다리가 먼저 나간다고 생각하지 말고, 뒷다리로 몸을 밀어주면 된다. 몸의 뒤쪽 근육, 즉 엉덩이와 햄스트링을 사용해서 뒤에서 몸통을 밀어준다. 그러면 자연스럽게 가슴이 쫙 펴지고 고개를 들게 된다. 자세에 신경 쓰면서 시속 5킬로미터 속도로 걸으면 아름다운 몸매 만들기에는 딱 좋다.

살이 빠지는 속도 : 시속 6km

젊은이들에게는 살이 빠지고 몸매가 좋아지며, 중년에게는 당뇨, 고혈압 등 성인병을 예방하고 건강을 유지하는 속도는 시속 6킬로미터다. 이 속도로 걸으려면 보폭을 10센티미터만 넓혀주면 된다. 보폭이 넓어지려면 여러 신체 기능이 좋아져야 한다. 엉덩이 근육, 햄스트링을 이용해서 몸을 뒤에서 밀어주는 것은 물론이고, 종아리근육과 발가락을 사용해서 걸으면 걷는 속도도 빨라지고 운동량이 획기적으로 늘어난다.

청춘을 유지할 수 있는 속도 : 시속 7km

하루에 시속 7킬로미터 속도로 10분 이상 안 쉬고 걸으면 청춘을 유지할 수 있다. 사실 이 속도로 계속 걷는 것은 쉽지 않다. 오히려 뛰는 것이 더 편하다고 느낄 수 있는 정도의 속도다. 걷는 속도를 높이려면 종아리와 발가락 근육을 이용하고, 팔과 몸통을 사용해야 한다.

첫 번째 방법은 팔을 힘차게 흔들어 추진력을 얻는 것이다. 팔을 흔들 때는 앞으로는 조금만 흔들고, 뒤로 많이 흔드는 것이다. 공원에 가 보면 팔을 앞으로 많이 흔들면서 걷는 이른바 '파워워킹'하는 사람들을 자주 보는데, 그런 식의 걸음걸이는 가슴 앞쪽 근육을 사용하는 것으로 스피드 내기가 쉽지 않고, 오히려 어깨에 무리가 가서 충돌증후군을 일으킬 수 있다. 팔을 흔들 때 앞쪽으로는 팔꿈치가 몸통보다 앞으로 나가지 않도록 범위를 제한하고, 뒤로는 조금 어색할 정도로 많이 흔드는 것이 좋다. 그래야 등 근육이 활성화돼서 등도 펴지고, 거북목도 좋아진다. 가슴이 펴지면 자연스럽게 보폭도 넓어진다.

두 번째 방법은 몸통을 이용해서 걷는 것이다. 체간 근육을 이용해서 뒷다리를 끌어당겨 앞으로 보내는 방법인데, 흑인들이 건들거리면서 걷는 것을 생각하면 된다. 체간 근육을 이용하면 보폭이 넓어져서 빠르게 걸을 수 있고, 무릎에 미치는 충격도 완화되어 무릎통증이 줄어들게 된다.

다리로만 걷지 말고
온몸으로 걸어라

우리는 두 다리로 걷는다. 그런데 문제는 두 다리로'만' 걷는 데서 시작된다. 노인의 걸음걸이는 멀리서 봐도 단번에 알아볼 수가 있는데, 두 다리로만 걷기 때문이다. 노인들은 대부분 등이 굽고 어깨가 처진 자세로 다리만 앞으로 내딛는다. 팔 동작이나 몸통의 움직임이 거의 없다. 반면 젊은 사람들의 걸음걸이를 보면 에너지가 넘쳐서 어깨도 들썩들썩, 팔도 휘휘 저으면서 걷는다. 보기만 해도 건강해질 것 같은 걸음이다. 이렇게 온몸으로 걸어야 자세도 교정되고 건강도 좋아진다. 온몸으로 걷는 법을 배워보자.

어깨로 걸어라

두 다리로만 걷지 않기 위한 첫 단계는 팔을 흔드는 것이다. 팔을 흔들라고 하면 '파워워킹'처럼 팔꿈치를 90도로 굽히고 어깨 앞쪽을 많이 올리는 경향이 있는데, 걸을 때 팔꿈치는 가급적 굽히지 않는 것이 좋다. 그렇다고 팔꿈치를 뻣뻣하게 펴고 로봇처럼 걸으라는 것은 아니다. 팔꿈치는 펴서 자연스럽게 흔들리도록 하라는 뜻이다. 다만 팔을 앞쪽으로 흔들 때 팔꿈치 관절이 몸통보다 나가 있는 것은 좋지 않다. 가능한 뒤쪽으로 흔드는 것을 권한다. 팔만 뒤로 가는 것이 아니라, 걸을 때 발이 나가는 방향과 반대로 팔과 어깨가 함께 움직여야 한다. 말 그대로 '스웩' 넘치는 걸음걸이다.

이렇게 걸으면 어깨 뒤쪽 근육들이 수축해서 어깨가 쫙 펴진다. 걸음걸이가 잠자던 어깨를 깨워주는 것이다. 어깨가 펴지면 자연히 가슴도 펴지고, 거북목도 교정된다. 목과 어깨의 통증도 개선된다. 폐용적이 확장되어 폐기능도 향상된다. 팔만 잘 흔들어도 웬만한 자세는 교정된다.

몸통으로 걸어라

몸통을 사용하면 먼 거리를 지치지 않고 걸을 수 있다. 몸통으로 걸을 때 사용하는 근육은 주로 복사근이다. 복사근을 사용한 걷기는 장점이 많다. 코어근육이 발달되므로 척추질환이 예방되고, 허벅지와 종아리가 날씬해진다. 모델들의 다리가 날씬한 이유는 다리로 걷지 않고, 복근과 엉덩이 근육을 사용해서 걷기 때문이다.

보폭을 크게 걸어보면 몸통도 함께 움직이는 것을 느낄 수 있다. 가슴과 배가 반대 방향으로 비틀게 된다. 이런 움직임은 내부 장기, 특히 소장과 대장이 원활한 기능을 하는 데 많은 도움을 준다. 평소 소화가 잘 안 되고 변비가 있다면 몸통을 이용해서 걸어보자.

엉덩이로 걸어라

엉덩이를 씰룩씰룩하며 걷는 것을 부끄럽게 생각하지 말자. 대둔근, 중둔근이 튼튼해지면 골반이 바로 선다. 반대로, 걸을 때 엉덩이를 이용하지 않으면 체형 전체가 무너진다. 불행하게도 우리나라 여성의 70퍼센트는 골반이 앞으로 기울어져 있고, 골반의 기울어짐 때문에 전신 체형이 무너져 있다. 골반이 앞으로 기울어지면 걸을 때 몸통 근육을 쓰기가 쉽지 않고, 허벅지를 이용해서 다리를 앞으로 뻗는 것이 어렵기 때문에 종아리가 대신 기능을 하게 된다. 골반이 약해지면 당연히 골반 안쪽 장기, 즉 자궁, 전립선 등의 기능도 떨어진다. 또 종아리로 걸으니 종아리가 굵어질 수밖에 없다. 허벅지와 엉덩이 근육을 사용해서 걸으면 종아리근육이 굵어질 일이 없다. 말이나 표범이 뛰는 것을 보면 엉덩이 근육과 몸통 근육을 이용해서 뛴다. 그래서 종아리근육은 거의 발달이 안 된다. 100미터 육상선수들을 봐도 엉덩이와 허벅지 근육이 발달한 반면, 종아리근육은 그리 크지 않다.

보폭 10센티 넓히면
인생이 달라진다

체중감량도 하고 건강도 챙기면서 기분까지 좋아지는 아주 쉬운 방법이 있다. 관절과 근육, 인대 등에 생길 수 있는 여러 통증을 효과적으로 없애기도 한다. 바로 걷기다. 많은 사람들이 이미 실천하고 있는데, 여기에 더해 걸을 때 보폭을 10센티미터만 넓혀보자. 생각보다 놀라운 변화들을 경험하게 될 것이다. 당신은 분명 보폭을 넓히기 전보다 더 건강하고 활기찰 것이며, 더 젊고 아름다워질 것이다. 그리고 행복해질 것이다.

보폭을 넓히면 건강하고 활기차진다

나가오 가즈히로 박사는 현대인들이 고통받고 있는 질병의 대부분이 걷는 양이 부족한 데서 왔다고 주장한다. 그러면 많이 걸으면 건강이 좋아질까? 맞는 말이다. 하지만 '잘 걸어야'라는 단서가 붙는다. 굽은 등으로 터벅터벅 걷는다면 건강이 좋아지지 않을뿐더러 피로감만 높아진다. 바른 자세로 보폭을 넓혀서 힘차게 걸어야 효과를 볼 수 있다.

보폭을 넓히면 젊고 아름다워진다

나이가 들수록 보폭은 줄어든다. 반대로, 보폭을 넓게 걸으면 젊은 사람처럼 걷는 것이고, 또 실제로 젊어진다. 우리가 걷는 것은 한 발로 서기의 연속 동작이다. 강시처럼 뛰어다니지 않는 이상 오른발 한 발로 섰다가 왼발이 앞으로 나가면서 왼발 한 발로 서게 되고, 다시 오른발이 앞으로 나가는 동작을 반복한다. 보폭이 넓다는 것은 한 발로 오래 버틸 수 있다는 뜻이다.

한 발로 오래 지탱할 때 가장 중요한 곳은 소뇌와 엉덩이 근육이다. 소뇌의 기능이 좋아야 균형을 잘 맞출 수 있고 엉덩이 근육, 특히 중둔근이 강해야 골반이 빠지지 않고 한 발로 오래 지탱할 수 있다. 소뇌와 엉덩이 근육은 나이가 들수록 가장 쉽게 퇴화되는 곳이므로 의식적으로 보폭을 넓혀서 하루 만보 걷는다면 만 번 자극을 주는 효과를 기대할 수 있다.

한편 보폭을 넓히려면 엉덩이와 허벅지 근육을 사용해야 되는데, 몸의 뒷근육을 많이 사용해야 몸매도 좋아지고 군살도 붙지 않는다. 엉덩이 근육의 기능이 좋아지면 골반이 바로 서는데, 다리와 상체의 위치가 이상적이고 아름다운 곳으로 이동하기 때문이다.

보폭을 넓히면 행복해진다

걷는 것은 무의식과 의식이 공존하는 영역이다. 평소 우리가 걸을 때는 무의식적으로 걷는다. 반면 의식적으로 빠르게 또는 천천히, 보폭을 넓히거나 좁게도 바꿀 수 있다. 심장이나 위 같은 장기는 인위적으로 빨리 뛰거나, 늦게 뛰게 만들 수는 없지만 걸음은 가능하다. 그래서 걸음을 '무의식과 의식을 연결하는 통로'라고 한다. 즉, 걸음을 의식적으로 조정함으로써 무의식의 영역을 조절할 수 있다는 얘기다.

막연하게 불안한 마음이거나 우울한 생각이 들 때 걸음을 의식적으로 조절하면 변화를 만들 수 있다. 힘찬 걸음이면 무의식도 밝아질 것이고, 터벅터벅 걸으면 밝았던 정서도 어두워질 것이다. 그래서 미국에서는 섬세한 의식으로 걸음으로써 정신적인 질병을 치유하는 데 활용되고 있다.

걸을 때 우리 뇌에서는 세로토닌이 분비된다. 세로토닌은 마음의 불안을 없애고 느긋하게 만드는 신경전달 물질이다. 걸음은 천연 우울증 치료제이다. 실제로 병원에서 사용되고 있는 우울증 치료제도 결국은 머릿속에서 분비되는 세로토닌 농도를 높이는 약이다. 밖에서 인위적으로 보충해주면 몸 안에서는 더 생성되지 않게 되고, 결국 상태가 악화되기 때문에 가능하면 걷기를 통해 뇌가 스스로 세로토닌을 생성할 수 있도록 돕는 것이 좋다.

평소보다 보폭 10센티미터를 넓히는 일은 그리 간단치 않다. 잘 걷다가도 집중력이 떨어지면, 어느 틈엔가 자기 편한 대로 걷고 있다. 그러니 보폭을 넓히려면 걷는 동안 계속 자신의 걸음걸이를 살피면서 의식적으로 바르게 걷도록 해야 한다.

special thanks

모델 조윤정 안무가
사진 오준성 그레이프바인 스튜디오 대표
진행 강희성 팁탑엔터테인먼트 대표

허리 · 목 · 어깨 · 등 · 팔꿈치 · 손목 · 무릎 · 발 · 발목
통증에서 벗어나는 법

유재욱의 5분 재활

초판 1쇄 발행 2021년 11월 24일
지은이 유재욱   **펴낸이** 김영범

펴낸곳 (주)북새통 · 도어북
주소 서울시 마포구 월드컵로36길 18 삼라마이다스 902호 (우)03938
대표전화 02-338-0117 **팩스** 02-338-7160
출판등록 2009년 3월 19일 제 315-2009-000018호 **이메일** thothbook@naver.com

잘못된 책은 구입한 서점에서 교환해 드립니다.